Vorwort

Zecken-Borreliose lauert überall. Zigtausende von Menschen leiden unter ihr, ohne zu wissen, woher ihre Schmerzen kommen. Die meisten Ärzte sind machtlos, weil Borreliose nicht in ihrem Ausbildungsplan stand. Dieses Buch von Betroffenen für Betroffene hilft bei der Diagnose und vermittelt das Wissen für den Umgang mit Arzt und Leistungsträgern, mit körperlichen und seelischen Beschwerden und mit sich selbst. Gut zu wissen: Je früher man die Erkrankung entdeckt, um so realistischer wird die vollkommene Heilung.

Reinheim, im Sommer 2000

Erstaunlich, was sich allein in den zwei darauf folgenden Jahren alles geändert hat. Immer häufiger berichten Medien über Borreliose. Sie behaupten zwar noch immer, dass Zecken von Bäumen fallen und dass man nach der ersten Borreliose immun sei; sie empfehlen Zeckenzangen (natürlich falsch) und bezeichnen die FSME-Impfung nach wie vor als Zeckenschutzimpfung. Sie drucken den FSME-Atlas ab und nennen ihn „Zeckenatlas". Neue Diagnostik- und Krankheitsmodelle entstehen, die das bisherige Wissen und Verständnis in Frage stellen. Erste Protagonisten ernten mehr Patienten-Zulauf als ihnen lieb ist; sie ernten aber auch Schelte von ihren Kollegen.

Reinheim, im Winter 2003

Dem Borreliose Bund Deutschland e. V. sei Dank, dass Borreliose immer bekannter wird. Seit acht Jahren multipliziert dieser gemeinnützig anerkannte Bundesverband der Borreliose-Selbsthilfe durch Medienarbeit, Aufklärungsveranstaltungen und Informationsmaterialien Wissen und Erkenntnis für Patienten sowie interessierte Bürger. Er pflegt den Konsens mit Ärzten und Vertretern des Gesundheitssystems. Alle großen Krankenkassen fördern diese Präventivarbeit. Betroffene haben eine Anlaufadresse für ihre Fragen. Mehr als 70 ehrenamtlich arbeitende Borreliose-Selbsthilfegruppen dienen als Auffangnetz für Verzweifelte, Verunsicherte, Erschrockene.

Verzweifelte? Tatsächlich existiert noch immer viel Un- und Falschwissen in Deutschland und den Nachbarländern. Nach wie vor pilgern Patienten manchmal Monate und Jahre von Arzt zu Arzt und hoffen auf einen Spezialisten. Die serologische Diagnostik gilt als unzuverlässig. Trotzdem verweigern laborgläubige Ärzte Therapien, obwohl die Symptome häufig sehr typisch für eine Borreliose sind. Patienten mit nega-

tiven Labortests werden weggeschickt, als Simulanten bezeichnet oder einer psychoso-
matischen Therapie zugeführt. Erste Selbstmorde werden bekannt.

So genannte Leitlinien für Ärzte, eine Art Behandlungsanleitung bei besonders knif-
feligen Krankheiten, existieren zwar für die Borreliose bei Kindern und für die Neuroborreliose, aber sie sind veraltet. Für die frische Borreliose und für die späte Borreliose
existieren überhaupt keine. Woran soll sich ein Arzt orientieren? Zynisten prägen Aus-
drücke wie „Kassenzecken" für gesetzlich Versicherte und die aus dem Internet angele-
sene „Internet-Borreliose", bei der sowieso jede Therapie versage.

Es ist noch immer schlimm, im Sommer 2006

Danksagung

Diese Neubearbeitung entstand unter informatorischer Mithilfe und Korrespondenz
von Patienten, Wissenschaftlern und vor allem Ärzten. Ganz besonders danken wir
Prof. Dr. med. Rudolf Ackermann, Köln, Prof. Dr. med. Rüdiger von Baehr, Berlin,
Dr. med. Rainer von Blittersdorff, Heidelberg, Brigitte und Günther Binnewies, Kö-
nigsbronn, Dr. med. E.G. Boss, Bad Mergentheim, Prof. Dr. med. Dr. rer. nat. Helmut
Eiffert, Göttingen, Werner Gebhard, Ettlingen, Dr. med. Andreas Gerritzen, Bremen,
Klaus Gesell, Augsburg, Prof. Dr. med. H.-J. Hagedorn, Herford, Prof. Dr. med. Fred
Hartmann, Ansbach, Dr. med. Petra Hopf-Seidel, Ansbach, Dr. med. Wolfgang Kle-
mann, Pforzheim, Dr. med. Hans Krippner, Frankfurt, Wolfgang Maes, Neuss, Prof.
Dr. med. Franz-Rainer Matuschka, Berlin, Renate und Jürgen Peters, Hamburg, Ral-
ph Peters, Hamburg, Prof. Dr. med. Friedrich Wilhelm Schardt, Würzburg, Günther
Schust, Satteldorf, Dietmar Seifert, Ulm, Prof. Dr. rer. nat. Jochen Süß, Jena, Prof. Dr.
Johannes Treib, Kaiserslautern, Dr. med. Cord Uebermuth, Düsseldorf, Dr. med. Jörn
Voigt, Groß-Umstadt, Corry Welker, Kaarst, Jochen Werner, Herbrechtingen, Hans-
Gerd Zigann, Bedburg.

Inhalt

Einleitung

Lyme-Borreliose – Zeckeninfektion mit Tarnkappe

Stiche von Zecken sind nicht immer harmlos. Die heimtückischen Parasiten saugen nicht nur unser Blut, sondern hinterlassen in ihm gefährliche Krankheitserreger, nämlich Borrelien. 1997 veröffentlichte der Pressedienst Deutsches Grünes Kreuz die geschätzten Zahlen von 30 000 bis 60 000 Erkrankungen pro Jahr in Deutschland. Im Juli 1998 musste diese Schätzung bereits auf 40 000 bis 80 000 korrigiert werden. Inzwischen rechnen das Robert-Koch-Institut, Berlin, und das Nationale Referenzzentrum für Borrelien, München, mit bis zu 100 000 Erkrankungen. Borreliose ist nach der Salmonellose die zweithäufigste Infektionskrankheit in Deutschland. Allein die Diagnostik erkannter Borreliosen verschlang in 2004 rund 38 Millionen Euro. Niemand wagt sich festzulegen, wie groß erst die Summe sein mag, die für die Diagnose und Therapie noch nicht erkannter Borreliosen ausgegeben wird, Borreliosen, die noch unter Rheuma oder Verlegenheitsdiagnosen wie Fibromyalgie, Depression und anderen Fehldiagnosen in die Länge gezogen werden.

Nur 40 Prozent der Infizierten erinnern sich an dieses scheinbar banale Ereignis des Zeckenstichs. Weil sich die meisten Symptome erst Tage, Wochen und Monate später bemerkbar machen, denken weder Patient noch Arzt an einen Zusammenhang. Erschwerend kommt hinzu, dass die Krankheitssymptome wechseln und eine Vielzahl anderer Krankheiten vortäuschen können.

Lyme-Borreliose ist eine Erkrankung, die in der Ausbildung der meisten heute niedergelassenen Haus- und Fachärzte im mittleren Alter noch gar nicht existierte. Noch 1985 versicherte mir ein niedergelassener Arzt in Südhessen, dass europäische Zecken gar keine Borreliose übertragen würden. Und der damals leitende Direktor eines Akademischen Lehrkrankenhauses in Darmstadt ließ einer Patientin, obwohl mehrere Zeckenstiche bekannt waren, erst mal Muskelgewebe aus Oberarm und Oberschenkel schneiden, weil er als Erstes an eine Muskelerkrankung dachte und als Zweites die Patientin dann für organisch gesund aber seelisch krank erklärte. Ein anderer Professor von der Universität Frankfurt schließlich verschrieb ihr Bindegewebsmassagen und empfahl ein pflanzliches Abführmittel.

Gestatten Sie, dass wir uns näher vorstellen. Wir sind keine Mediziner, sondern Journalisten, die sich auf Grund der eigenen Erkrankung und unter Ausschöpfung ihrer beruflichen Möglichkeiten Zugang zu Wissensquellen verschafften, die Patienten weitgehend verschlossen bleiben. Im Dialog mit Medizinern, Selbsthilfegruppen und Betroffenen glauben wir die Lücken erkannt zu haben, die wir nun zum Wohl und besseren Verständnis der Patienten und ihrer Therapeuten versuchen auszufüllen.

Besonders am Herzen liegt uns die Durchsetzung von Ansprüchen an Leistungsträger wie Krankenkassen, Unfallversicherungen und Berufsgenossenschaften. Noch rechnen diese damit, dass sich Versicherte mit – manchmal sehr schlampig zustande gekommenen – Gutachten, medizinischem Fachchinesisch und Sorge vor Papierkrieg abwimmeln lassen.

Wir möchten Ihnen aber auch von übertriebener, blinder Ehrfurcht vor weißen Kitteln abraten. Ärzte zum Beispiel sind Unternehmer oder Angestellte wie andere Berufe auch. Sie haben bei aller Liebe zum akademischen Heilberuf Rücksichten zu nehmen auf Ausbilder, Vorgesetzte, Kollegen, Freunde, Mitarbeiter und das oft unter dem Druck wirtschaftlicher Abhängigkeiten.

Weil das Wissen um Borreliose, ihre Diagnose und Therapie, erst in den letzten fünfzehn Jahren richtig Eingang fand in die medizinische Fachliteratur, in die Fortbildung und wissenschaftliche Forschung, bedeutet diese Erkrankung für viele Mediziner Neuland, in das sie sich erst einarbeiten müssen. Auch wenn wir uns ab und zu etwas Polemik nicht verkneifen können, beabsichtigen wir keinen Konfrontationskurs mit der Ärzteschaft. Denn wir brauchen die Ärzte, um Medikamente, Therapien oder Befunde und Bescheinigungen zu erlangen.

Wir appellieren an Sie als Patient, zum Experten für Ihre Krankheit zu werden. Denn Sie werden sie nur mit Hartnäckigkeit, Wissensdurst, Mut und Disziplin beherrschen und hoffentlich überwinden.

Ute Fischer & Bernhard Siegmund

Die Geschichte der Familie Murray

Polly Murray – eine starke Frau

Kein Witz: Eine Sozialrichterin in Darmstadt par- lierte über die „Lüme-Krankheit". Die Gegen- frage, wo denn die Lüme läge, man habe nichts an der Lüme, irritierte sie. Daran erkennt man „Dünnbrettbohrer" mit oberflächlichem Wissen. Tatsächlich sprechen auch etliche Ärzte diese Krankheit in Unkenntnis falsch aus.

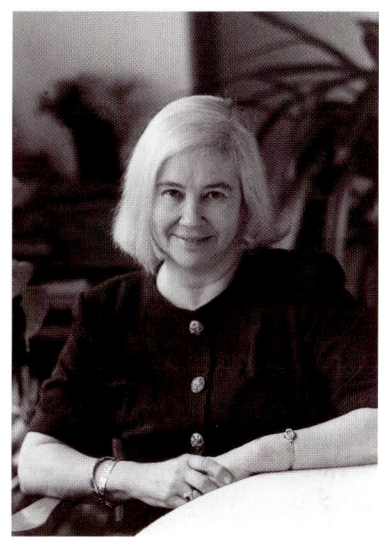

Polly Murray
Foto: Erik K. Johnson

Familie Murray beobachtete 1959 nach ih- rem Umzug nach Lyme (sprich Laim) im US- Staat Connecticut bei allen Familienmitgliedern eine seltsame Ansammlung dermatologischer, arthritischer und neurologischer Beschwerden: ein geschwollenes Knie, Halsentzündung, Kopf- schmerzen, Nackensteifigkeit, Hals-, Rachen- und Kehlkopfentzündungen, eigenartige Hautaus- schläge, Fieber sowie Beschwerden des Magen- Darm-Traktes. Nach Behandlung mit Antibiotika verschwanden die Symptome; aber nur vorüber- gehend.

Immer und immer wieder entstanden scheiben- und reifenförmige Rötungen (Ery- thema migrans) und verschwanden wieder. Der damals erste Verdacht der Murrays, alles könnte mit Zeckenstichen zusammenhängen, wurde von den örtlichen Ärzten als nicht zutreffend abgewimmelt. Etwa 30 Ärzte verschiedener Fachrichtungen versuchten sich im Laufe von 15 Jahren vergeblich an einer Diagnose. Bis Mutter Polly, die inzwi- schen als eingebildete Kranke abgestempelt war, entdeckte, dass andere Familien im Ort und Umgebung unter ähnlichen Beschwerden litten. Unter dem Druck, dass zeit- weise drei ihrer Familienmitglieder nur noch an Krücken laufen konnten, nahm sie das Problem beharrlich in die Hand. Zusammen mit anderen Müttern erkrankter Kinder sammelte sie Krankendaten, diskutierte mit Ärzten und schaffte es schließlich 1975, also 16 Jahre nach den ersten Anzeichen, dass Dr. Allen Steere von der Rheu- maklinik der Yale Universität mit der Erforschung der bis dahin rätselhaften Krankheit begann.

Die Erregersuche gestaltete sich kompliziert. Das Problem war, dass sich zwar über 20 Prozent der Patienten mit einem Erythema migrans an einen Zeckenstich erinnerten, die Wissenschaftler aber erst einmal nach Viren und Rickettsien suchten. Polly Murrays Vermutungen, dass die Zecken Schuld sein könnten, fanden erst 1978 Bestätigung, weil ein Patient den Übeltäter aufbewahrt und zur Untersuchung eingereicht hatte.

1980 endlich entlarvte man den Erreger der Lyme-Borreliose als ein gegen Penicillin empfindliches, nicht Eiter erregendes Bakterium. 1981 untersuchte Dr. Willy Burgdorfer, damals National Institut of Health, Rocky Mountains Laboratories, Hamilton/Montana, USA, mehrere hundert Schildzecken und fand in ihrem Darmsack auffallend lange Spirochäten (Geißeltierchen). Dabei handelt es sich um eine Bakterienform, die zehn- bis zwanzigmal größer ist als der Erreger der Lungenentzündung. Ihrem Entdecker zu Ehren erhielt diese Borrelien-Spezies den Namen „Borrelia burgdorferi".

Zecken fallen nicht von Bäumen

Zeckenarten

Weltweit gibt es ungefähr 850 Zeckenarten. Diese Arten unterteilen sich in drei Familien: Lederzecken, Schildzecken und eine wenig erforschte Mischgattung aus beiden, die man nur in Afrika kennt. Lederzecken besitzen im Vergleich zu den Schildzecken keinen Rückenpanzer. Ihr bevorzugter Wirt sind Tauben. Ihr Stich kann beim Menschen zwar keine Borreliose, aber starke allergische Reaktionen hervorrufen.

Die häufigste Zeckenfamilie in Mittel- und Südeuropa ist die Schildzecke, zu deren 675 Unterarten der „Gemeine Holzbock" (Ixodes ricinus) gehört. Sie ist Hauptüberträger von Borrelien und dem FSME-Virus. „Ixodes ricinus" findet in Deutschland ideale Entwicklungsmöglichkeiten. Er ist auf keine begrenzten Feuchtgebiete angewiesen und fühlt sich auf einer Vielzahl von Tieren und dem Menschen bestens bewirtet.

Verbreitung: Regionen, Dichte

Weil die meisten durch Schraubenbakterien (Spirochäten) verursachten Krankheiten wie Leptospirosen (durch Tiere auf den Menschen übertragbare Infektionen) und Frambösie (himbeerartige Haut- und Gewebeschädigungen) überwiegend in Afrika, Südamerika und Südostasien vorkommen, waren sich deutsche Ärzte noch 1985 sicher, dass europäische Zecken keine Borreliose übertragen können. Heute ist bekannt, dass die gesamte nördliche Halbkugel, wenn auch mit regionalen Schwerpunkten, zum Verbreitungsgebiet der Borreliose und dem ähnlich verursachten Zeckenstich-Fieber gehört.

Ratten in Stadtparks erhöhen das Borrelioserisiko enorm. Eine Studie von Prof. Franz-Rainer Matuschka, Charité Berlin, offenbarte bereits 1996, dass Ratten dreißigmal mehr Zecken tragen als Mäuse.

Damals war die Rede von Großstadtparks in London, Prag und Baltimore. Inzwischen können wir davon ausgehen, dass Zecken überall anzutreffen sind, wo Mäuse und Ratten durch Essensreste auf dem Boden und erkletterbaren Abfallbehältern angelockt sind: auf der Schwimmbadwiese, im ganz normalen Stadtpark, auf Rasen-Sportplätzen, auf Kinderspielplätzen. Am häufigsten unterwegs sind Nymphen, jugendliche Zecken, deren Infektionsübertragung bekannt ist.

Buntzecken auf dem Vormarsch

Gelegentlich werden auch andere Zeckenarten aus fremden Ländern eingeschleppt. Sie werden aber in der Regel in Deutschland nicht heimisch. Ausnahme ist die Dermacentor-Zecke (Bunt-Zecke), die aus dem Mittelmeerraum nach Deutschland kam und bisher in Baden-Württemberg und Sachsen gesichtet wurde. Doppelt so groß wie übliche Zecken und mit einem marmorierten Körper ausgestattet, erobern Buntzecken unseren Lebensraum. Sie werden – vermutlich durch Zugvögel mitgebracht – immer häufiger in unseren Breiten gefunden. Alarm kam vorerst aus Baden-Württemberg und aus Sachsen.

Zwei Arten wurden bisher isoliert. Die Dermacentor marginatus ist Auslöser des Q-Fiebers. Dazu muss sie nicht stechen, sondern der Erreger breitet sich über den Zeckenkot durch die Luft aus. Dr. rer. nat. Rainer Oehme vom Landesgesundheitsamt Baden-Württemberg weiß von ungefähr 300 Fällen von Q-Fieber pro Jahr; vermutlich sind es aber weitaus mehr.

Die zweite Art heißt Dermacentor reticulatus. Sie überträgt den Erreger Babesia canis und löst bei Hunden die so genannte Hundemalaria aus. Sie ist für Hunde meist tödlich, für den Menschen aber ungefährlich. Man sollte aber Vorsicht beim Fangen walten lassen.

Zecken im Urlaub

Zecken lauern in allen europäischen Urlaubsländern, besonders in Belgien, Dänemark, Deutschland, Finnland, Frankreich, Griechenland, Großbritannien, Irland, Italien, Litauen, Niederlande, Norwegen, Österreich, Russland, Schweden, Schweiz, Slowakei, Slowenien, Spanien, Tschechien, Türkei, Ukraine, Weißrussland. Wer glaubt, Zecken im Winter entkommen zu können, darf nicht auf den Kanaren oder rund ums Mittelmeer überwintern, wo die gemäßigten Temperaturen den Zecken keinen Winterschlaf abnötigen.

Zecken auf Zypern sind oft mit verschiedenen Rikettsien-Arten infiziert, die das so genannte Zeckenbiss-Fieber übertragen, das nicht mit der Borreliose gleichzusetzen ist, obwohl ähnliche Symptome wie grippeähnliche Zustände, Kopfschmerzen, Schüttelfrost, Muskelschmerzen, Fieber und spätere Hautläsionen bekannt sind.

Auch der afrikanische Kontinent blieb nicht verschont: Besondere Gefährdung droht in Ägypten, Südafrika und in der Republik Kongo. In den USA, wo Borreliose nach AIDS als zweithäufigste Infektion bekannt ist, trifft man die Bakterien in allen Bundesstaaten an, besonders stark in Connecticut, Kalifornien, Massachusetts, Minnesota, Nevada, New Jersey, New York, Oregon, Wisconsin. Kanada: Alberta, Manitoba, Nova Scotia, Ontario, Quebec. Asien: China und Japan. Australien: überall. Lediglich in Neuseeland trat bis Redaktionsschluss noch keine Erkrankung auf, wenngleich es dort Zecken gibt.

Dichte

Man kann davon ausgehen, dass jede dritte geschlechtsreife Zecke Borrelien in sich trägt. Bei den Nymphen sind es etwa vier bis zehn Prozent, bei den Larven ein bis drei Prozent.

Naturherde

Als Naturherd wird ein fest umrissenes Gelände (Wald, Busch, Biotop) bezeichnet, in dem Zecken und Wirtstiere (Wildtiere, Vögel, Hasen, Mäuse) leben und Borrelien zirkulieren. Zecken und Tiere bilden ein Borrelien-Reservoir, dem Haustiere und Menschen ausgeliefert sind.

Lebensräume der Zecken

Zecken sind sehr anpassungsfähig. Man findet sie in Höhen bis knapp unter 2000 Metern, in feuchten Flussauen, auf subantarktischen Inseln, in den Tropen und trockenen Wüstengebieten. Zecken bevorzugen Grünanlagen mit Unterholz, Farnen und Gräsern, besonders die Übergänge von Laub- zu Nadelwäldern. Sie sitzen in Hecken und Büschen, vor allem in Brombeere, Hasel, Himbeere und Holunder. Durch Fuchs, Hase, Hund und Katze gelangen sie aber auch in unsere Hausgärten. Allein in Deutschland dienen mehr als 40 Säugetiere und Reptilien als Zeckenwirt. Dazu gehören auch die Vögel, die mit ihrem Zug nach Süden für weltweite Ausbreitung verantwortlich sind.

Je nach Lebensstadium klettern Zecken maximal 1,20 Meter hoch und lassen sich von einem geeigneten Wirt abstreifen. Die meisten ausgewachsenen Männchen und Weibchen findet man nicht höher als 80 Zentimeter, die Nymphen auf ungefähr 40 Zentimeter und die Larven nicht höher als 20 Zentimeter.

Ist es zu kalt oder zu heiß, graben sie sich ins Erdreich ein oder verstecken sich unter Laub. Doch die ersten Tautropfen und warmer Regen locken sie ans Tageslicht. Ab zehn Grad Celsius sind sie nicht mehr zu halten. Am aktivsten sind sie im Sommer am Vormittag, am frühen Abend und nachts. Sie krabbeln an Gräsern empor und warten auf einen Wirt. Mit den hinteren Beinpaaren klammern sie sich an Halmen oder Ästchen fest und spreizen die vorderen Beinpaare zum Wirt-Einfangen ab. Am vordersten Beinpaar befindet sich das so genannte Haller'sche Organ. Zusammen mit Sinneshaaren ist die augenlose Zecke in der Lage, damit thermische und chemische Reize sowie Bewegungen wahrzunehmen. Passt ihr das Opfer, krallt sie sich mit ihren mit Widerhaken bewehrten so genannten Tarsalkrallen fest. Das wird besonders Frauen zum Verhängnis, wenn sie im Freien in der Hocke urinieren. An dieser schlecht einsehbaren Körperstelle wird auch ein eventuelles Erythema migrans als Erstwarnsymptom nicht bemerkt.

Die idealsten klimatischen Bedingungen finden Zecken in Mitteleuropa im Mai und Juni sowie im September und Oktober. In dieser Zeit ist das Risiko am größten, der Zecke als Wirt wider Willen dienen zu müssen. Heiße Sommer und Mittagshitze halten Zecken aus Angst vor Austrocknung unter Blättern versteckt. Regenreiche Sommertage hingegen oder gar ein verregneter Sommer mit hoher Luftfeuchtigkeit verlängern die Zecken-Saison enorm. Auch ein warmer Wintertag lockt sie auf die Pirsch.

Aktionsradius der Zecken

Je jünger die Zecke in ihrem Lebenszyklus, umso niedriger ist auch ihr Lebensraum. Larven befallen vorwiegend Wirte in den niedrigen Krautschichten: Rötelmaus, Gelbhausmaus, Waldmaus. Nymphen „arbeiten" auf einem größeren horizontalen und vertikalen Aktionsradius und treffen auf kleine und mittelgroße Säuger und Vögel. Ausgewachsene Zecken bewegen sich im Umkreis von rund fünf Metern, werden aber durch ihre Wirte über größere Entfernungen transportiert.

Der Lebenszyklus einer Zecke

Er verläuft vom Ei bis zur geschlechtsreifen Zecke über drei Entwicklungsstadien und dauert in der Regel zwei bis drei Jahre. Für jedes Stadium benötigt die weibliche Zecke eine einzige Blutmahlzeit. Ein ausgewachsenes Weibchen zapft seinem Opfer bis zu fünf Milliliter Blut ab; etwa ein Viertel Schnapsglas. Am Ende der Blutmahlzeit hat die Zecke das 200fache ihres Eigengewichts aufgenommen. Männliche Zecken stechen zwar auch; aber sie saugen nicht.

Die Eiablage findet meistens im herbstlichen Laubteppich statt. Aus ihnen schlüpfen im Frühjahr die winzigen Larven. Man kann sie mit dem bloßen Auge nicht wahrnehmen, weil ihnen in den ersten zwei Lebenstagen noch die Körperfärbung fehlt. Stechen und Saugen können sie aber schon und auch mit Borrelien infizieren. Wenn Sie gleich einen Wirt finden – direkt am Boden am ehesten eine Maus, aber sie greifen sich auch ein Menschenbein –, entwickeln sie sich noch im Sommer zu Nymphen. Finden sie ihre Blutmahlzeit erst im Sommer, verzögert sich dieses Entwicklungsstadium bis zum nächsten Frühjahr. Gelingt es den Larven gar, sowohl im Frühjahr als auch noch im Herbst als Nymphe eine Blutmahlzeit zu erhaschen, häuten sie sich nach nur einer Überwinterung in der Erde zu erwachsenen (adulten) Zecken. Die männlichen Zecken begatten die Weibchen während deren letzter Blutmahlzeit und sterben. Die weiblichen Zecken zerplatzen zu Tode und legen dabei rund 3000 Eier ab.

So winzig können Zecken vor der Blutmahlzeit sein:

Larven, zirka 0,6 Millimeter groß und anfangs ohne Pigment-Farbstoff, fallen am ehesten an dunklen Hundeschnauzen auf. Nymphen, die häufigsten Angreifer, sind nur zirka einen Millimeter groß, ein wandernder Punkt. Erwachsene männliche Zecken messen etwa 2,5 Millimeter. Die weibliche Zecke schafft Größen von 2,4 bis 4,8 Millimeter.

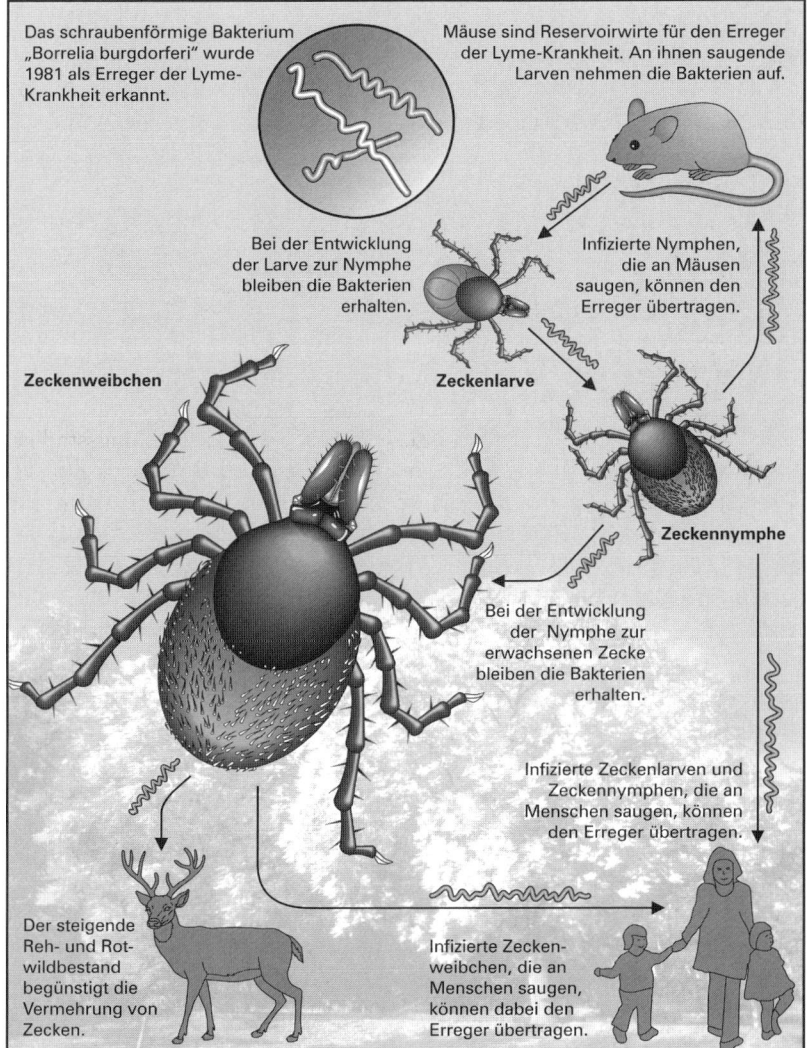

Das schraubenförmige Bakterium „Borrelia burgdorferi" wurde 1981 als Erreger der Lyme-Krankheit erkannt.

Mäuse sind Reservoirwirte für den Erreger der Lyme-Krankheit. An ihnen saugende Larven nehmen die Bakterien auf.

Bei der Entwicklung der Larve zur Nymphe bleiben die Bakterien erhalten.

Infizierte Nymphen, die an Mäusen saugen, können den Erreger übertragen.

Zeckenweibchen

Zeckenlarve

Zeckennymphe

Bei der Entwicklung der Nymphe zur erwachsenen Zecke bleiben die Bakterien erhalten.

Infizierte Zeckenlarven und Zeckennymphen, die an Menschen saugen, können den Erreger übertragen.

Der steigende Reh- und Rotwildbestand begünstigt die Vermehrung von Zecken.

Infizierte Zeckenweibchen, die an Menschen saugen, können dabei den Erreger übertragen.

Zeckenentwicklung und Übertragungsweg der Borrelien

Durch Zecken übertragene Krankheiten

Nicht verwechseln: FSME und Borreliose

Die bekanntesten durch Zecken übertragenen Krankheiten werden häufig von Laien wie auch von „Profis" verwechselt oder in einen Topf geworden. Auf das Stichwort „Zecke" folgt meist als Antwort „Hirnhautentzündung" und „FSME-Impfung". Lassen Sie uns mit der Aufklärungsarbeit gleich beginnen.

Frühsommer-Meningoenzephalitis (FSME) und Borreliose: zwei völlig unterschiedliche Krankheiten

Die einzige Gemeinsamkeit beider Erkrankungen ist die Übertragungsweise durch die Zecke. Zecken können sowohl FSME-Viren als auch Borrelien und andere Erreger in ihrem Darm tragen. Man fand schon zehn verschiedene Erreger in Zecken. Sie können gleichzeitig auf den Menschen übertragen werden, was als so genannte Ko-Infektion zum Teil mit besonders schweren neurologischen Krankheitsbildern einhergehen kann.

Borreliose ist eine bakterielle Erkrankung, die mit Antibiotika behandelt werden kann. FSME ist eine Viruserkrankung, gegen die keine Antibiotika helfen. Gegen FSME kann man sich impfen lassen, gegen Borreliose (noch) nicht. Zecken mit Borrelien gibt es praktisch überall auf der Welt; Zecken mit FSME (meist bei gleichzeitigem Borrelienbefall) in bestimmten Gebieten, vor denen auch immer besonders gewarnt wird.

Während in Mitteleuropa nahezu jede dritte Zecke Borrelien in sich trägt, ist das FSME-Virus nur in etwa jeder hundertsten Zecke nachweisbar. Ausnahmen spielen die so genannten FSME-Endemiegebiete, Naturherde mit hoher Zeckendichte, die im FSME-Atlas als rote Risikogebiete markiert sind. Dort liegt die Infektionsrate teilweise bei bis zu 30 Prozent.

Massive FSME-Herde gibt es in: Deutschland, Estland, Kroatien, Lettland, Litauen, Österreich, Polen, Russland, Schweden, Schweiz, Slowenien, Tschechien, Ungarn. Bekannt sind aber FSME-Erkrankungen auch in Albanien, Bosnien-Herzegowina, Finnland, Frankreich, Griechenland, Italien, Japan, Liechtenstein, Moldawien, Nordchina, Norwegen, Slowakische Republik, Ukraine und Weißrussland.

Das am stärksten von FSME betroffene Bundesland ist Baden-Württemberg längs der Flüsse Rhein, Neckar, Murg und Kinzig und rund um den Bodensee. Auch in Bayern konzentrieren sich die FSME-Herde an den Flüssen; vor allem an der Donau mit ihren Nebenflüssen, an Main und Regnitz. Erkrankungen melden auch die Bundesländer Hessen, Saarland, Brandenburg, Sachsen und Thüringen. In Sachsen-Anhalt und Mecklenburg-Vorpommern wurde das FSME-Virus in Zecken und durch Antikörpernachweis gefunden. Besonders von 2004 auf 2005 stieg die Zahl der FSME-Fälle von 274 auf 422, um mehr als 50 Prozent, 2006 auf über 500.

Übertragungsrisiko

Das Risiko, sich an Borrelien zu infizieren, hängt ab von der Saugdauer der Zecke. Je länger sie an der Stichstelle verharrt, umso größer ist die Wahrscheinlichkeit einer Infektion. In der Regel dauert es etwa zwölf Stunden, bis sich die Bakterien durch das gesogene Blut vom Darm bis hoch in den Stechapparat vermehrt haben. Deshalb sollte man den Parasiten so schnell wie möglich aushebeln und entfernen. Wenn dies unsachgemäß passiert, die Zecke womöglich mit einer Zeckenzange oder den Fingern gedrückt wird, spritzt man sich den Zeckeninhalt in die Haut wie eine Spritze. Das vergrößert das Risiko einer sofortigen Infektion enorm.

Selbst wenn eine Zecke schon einige Stunden unbeobachtet ihrem Trieb folgte, muss sie nicht unweigerlich auch Borrelien übertragen haben. Anders ist das bei der FSME. Kaum hat eine virenverseuchte Zecke den Menschen angezapft, ist die Wahrscheinlichkeit sehr groß, mit dem FSME-Virus infiziert zu werden. Zirka 90 Prozent aller FSME-Infektionen verlaufen ohne oder mit nur milden klinischen Symptomen wie Kopfschmerzen. Zehn Prozent bieten ein lebensbedrohliches FSME-Bild mit teils schweren neurologischen Dauerschäden.

Im Gegensatz zu den FSME-Erkrankungen im Hunterterbereich erkranken in Deutschland pro Jahr zirka 60 000 bis 100 000 Menschen an Borreliose. (Quelle: Robert-Koch-Institut, Berlin) Die Dunkelziffer dürfte noch höher liegen, weil nicht selten Jahre völligen Herumirrens von Arzt zu Arzt therapielos vergeudet werden, bis „zufällig" einmal an Borreliose gedacht wird. Der Borreliose Bund Deutschland schätzt, dass sich wenigstens 500 000 Deutsche mit einer chronischen Borreliose herumschlagen.

Trugschluss Meldepflicht

Es gibt sie nur in den neuen Bundesländern und in Berlin. Deren Gesundheitspolitiker ruhen sich auf dieser Statistik aus, weil sie im Vergleich zu den nationalen Schätzungen niedrige Erkrankungszahlen zeigen. Auch die Schätzungen des Robert-Koch-Instituts basieren auf diesen Zahlen. Diese Statistiken liefern jedoch kein realistisches Bild der wahren Borreliose-Erkrankungen, weil in diese Zahlen nur Borreliosen einfließen, die mit einem Erythema migrans (Wanderröte) einhergehen. Diese Röte erscheint aber nur bei etwa der Hälfte aller Infizierten. Selbst wer die Zecke gesehen hat und danach typische Symptome entwickelt, muss häufig um Diagnose und Therapie kämpfen.

FSME-Borreliose-Doppelinfektion

Weil Zecken sowohl Borrelien als auch FSME-Viren in sich tragen können, sind Doppelinfektionen besonders in stark verseuchten FSME-Gegenden möglich. Ihre Krankheitsverläufe können bei unterschiedlichen Latenzzeiten mit sehr schweren neurologischen Komplikationen einhergehen.

Was sind Borrelien?

Im Gegensatz zu den meisten Bakterien, die rund oder stäbchenförmig sind, weisen Spirochäten, zu deren Gattung Borrelien gehören, eine schraubenförmige Gestalt auf. Während sich viele andere Bakterien alle 20 bis 30 Minuten vermehren, geschieht dies bei den Spirochäten nur alle 8 bis 20 Stunden. Dem langsamen Wachstum ist vermutlich zu verdanken, dass Spirochätenbefall nur selten tödlich verläuft, sondern den Körper „nur" schwächt. Trotzdem tauchen in der Todesfall-Statistik des Statistischen Bundesamtes 2004 immerhin 8 Borreliose-Fälle auf. 2005 führt man dort „7101 sonstige bakterielle Krankheiten, 833 nicht näher bezeichnete Infektionskrankheiten" auf.

    Noch bis Dezember 1995 glaubte man, dass es sich bei Borrelien um Bakterien aus den 60er-Jahren handele. Inzwischen wies eine deutsch-amerikanische Wissenschaftlergruppe unter Leitung von Professor Dr. Franz-Rainer Matuschka, Charité Berlin, nach, dass Borreliose-Erreger sogar in Hunde- und Fuchszecken aus dem Jahr 1884 zu finden waren. Und die allerersten Krankheitsbeschreibungen einer Acrodermatitis (Hauterkrankung mit Rückbildung des Fettgewebes bei blau-rötlicher zigarettenpapierartiger Fältelung) stammen aus dem Jahr 1883.

Borrelien-Spezies

Krankheitserreger der Borreliose ist das Bakterium Borrelia burgdorferi nach dem Schweizer Entdecker Dr. Willi Burgdorfer, der es 1982 an den Rocky Mountain Laboratories entlarvte. Inzwischen weiß man, dass unter den Borrelien eine reichliche Vielfalt vorhanden ist. Die von Burgdorfer identifizierte Borrelia „sensu stricto" war bis vor einigen Jahren die einzige in den USA vorkommende Spezies. Das machte es relativ einfach, einen Impfstoff für Amerika zu entwickeln, der allerdings aus unerklärlichen Gründen wieder vom Markt genommen wurde.

In Westeuropa sind von den Erregern jeweils 40 Prozent der Spezies B. afzelii und B. garinii zuzuordnen. Bei Hautmanifestationen (Erythema migrans, Acrodermatitis chronicans atrophica) wird am häufigsten B. afzelii und bei neurologischen Krankheitsbildern B. garinii nachgewiesen. Für die Arthritis wird eine wichtige Rolle für B. burgdorferi angenommen. 2005 entlarvte Prof. Franz-Rainer-Matuschka, Charité Berlin, die Spezies A14S (voraussichtlicher Name B. spielmani) im Dreiländereck Deutschland, Frankreich, Schweiz. Man fand sie bis Redaktionsschluss in zwei Patienten, einem Niederländer und einem deutschen Internisten, allerdings erst nach zehn Wochen Keimbebrütung. In der Regel werden Keime nur sechs Wochen bebrütet. Weitere identifizierte Spezies wie B. andersonii, B. japonica, B. lusitaniae, B. tanukii, B. turdi und B. valaisiana wurden in Patienten mit Borreliose noch nicht gefunden.

Syphilis

Die bekannteste durch Spirochäten verursachte Erkrankung ist die Syphilis. Einige ihrer Symptome und der schubweise Verlauf ähneln der Borreliose sehr. Wissenschaftliche Berichte mahnen immer wieder die große Ähnlichkeit an, wenngleich daraus keine Konsequenzen folgen.

Untypische Borreliose

Vor allem Fieberschübe, aber kein Erythema migrans, erzeugt eine südspanische Borrelienart, die 1996 erstmals isoliert wurden. Diese Spezies ist den in Europa üblichen Borrelien zwar sehr ähnlich. Die gängigen Bluttests weisen den Patienten auch als seropositiv aus. Doch Wirt ist nicht die Schildzecke, sondern die Lederzecke (Gattung Ornithodoros), die auch als Überträger des afrikanischen und amerikanischen Rückfallfiebers gilt. (Quelle: Lancet 348, 1996, 162.)

Weitere durch Zecken übertragene Erreger

Ehrlichiose (HGE)
Neuer Name: Anaplasmose
Diese durch Ehrlichia-Bakterien ausgelöste Erkrankung war bis vor einigen Jahren nur beim Tier bekannt. Es gibt jedoch ernsthafte Hinweise, dass sie auch beim Menschen Beschwerdesymptome wie Kopf- und Gliederschmerzen sowie Blutveränderungen her-

vorruft. Nach Studien in Italien, Schweden, der Schweiz und Bayern hinterlässt der Erreger der HGE (Humane Granulozytäre Ehrlichiose) auch in Deutschland seine Spuren. Obwohl das Nationale Referenz-Zentrum (NRZ) Ehrlichien in Deutschland ins „Reich der Fabelwesen" verweist, berichten namhafte Ärzte mit großem Borreliose-Patientengut von Ko-Infektionen mit Ehrlichien. In den USA fand man in sechs Prozent der untersuchten Zecken Borrelien und gleichzeitig Erreger der HGE.

Bereits im Herbst 1998 mutmaßte das Robert-Koch-Institut in Berlin, dass seronegative Lyme-Erkrankungen möglicherweise durch das Bakterium Ehrlichia verursacht seien. Einige der Symptome wie Fieber, Schüttelfrost, Muskelschmerzen, Durchfall und Husten ähneln sehr einer Borreliose. HGE-Erreger schwächen das Immunsystem und fördern die Anfälligkeit für Infektionen wie Lungenentzündung, Entzündungen durch Pilze sowie Blutvergiftung. Die Erkrankung heile unter Tetracyclin-Antibiotika meist folgenlos aus (Quelle: Ärztezeitung). Die Diagnose kann wegen unspezifischer Symptome nur über Labormethoden – indirekter Immunfluoreszenztest und Westernblot – erfolgen.

Doppel-Infektion (Ko-Infektion) Ehrlichiose und Borreliose

Die schwedische Wissenschaftlerin Prof. Marta Granström vom Karolinska Hospital Stockholm, unterrichtete im März 1999 das Bundesinstitut für gesundheitlichen Verbraucherschutz und Veterinärmedizin in Berlin über Ko-Infektionen mit Ehrlichiose und Borreliose bzw. FSME. Besonders bei seronegativer Borreliose müsse an eine Ko-Infektion gedacht werden. Über Ko-Infektionen mit Ehrlichien berichtete in den letzten Jahren eine Reihe den Autoren bekannter Ärzte.

Babesiose

Im Gegensatz zu den Bakterien Ehrlichia und Borrelia ist Babesia ein Parasit der Gruppe Sporentiere, so genannte Protozoen, bei großer Ähnlichkeit mit Malaria. Allen dreien gemeinsam ist, dass sie von Zecken übertragen werden. Aus den USA wird berichtet, dass die gleichzeitige Infektion mit Borrelien und Babesia zu schwereren Krankheitsverläufen führen würde, als jede Erkrankung für sich alleine. Das Krankheitsbild scheint sich mit zunehmendem Alter zu verstärken: Fieber, Schüttelfrost, Erschöpfung, Muskelschmerzen, Gelenkschmerzen, Abbau der Roten Blutkörperchen kennzeichnen den Krankheitsverlauf. Der medizinische Informationsdienst Viva diagnostica empfahl im Herbst 1998, dass man sich nach einem Zeckenstich auf alle diese drei Erreger testen lassen solle. Babesia wird mittels Blutausstrich diagnostiziert. Therapiert wird allerdings mit Malaria-Medikamenten.

Rickettsia slovaca

Diesen Erreger – auch TIBOLA (tick-borne-lymphadenopathy) genannt – fand man erstmals 1997 bei einer Patientin, die auf einer Wanderung in den Pyrenäen von einer Zecke am Hinterkopf gestochen wurde. Nach einer Woche erkrankte sie mit Fieber, starken Kopfschmerzen, Abgeschlagenheit und Gelenkschmerzen. An der Stichstelle bildete sich ein Knötchen mit Hautrötung. Vier Lymphknoten am Hinterkopf waren geschwollen. Das Fieber senkte sich zwar nach Behandlung mit Doxycyclin. Aber es dauerte noch zwei Monate, bis Kopfschmerzen, Schwäche und Müdigkeit verschwanden. (Quelle: Lancet 350, 1997, 112.)

Rickettsia conorii

Die mit „Zeckenstechfieber" bezeichnete Infektion durch den Keim Rickettsia conorii tritt im Mittelmeerraum und in vielen asiatischen Ländern auf.

Rickettsia helvetica

In bis zu neun Prozent der Zecken in Deutschland wurde DNA von Rickettsia helvetica gefunden, berichtete Prof. Emil Reisinger, Rostock, auf dem Internistenkongress 2006 in Wiesbaden. Er vermutet, dass diese Erkrankung zunehmen wird. Sie äußert sich mit hohem Fieber, Schweißausbrüchen und Hautausschläge, hinter denen leicht ein grippaler Infekt vermutet werden kann.

Q-Fieber

Es wird verursacht durch Coxielle burnetii, ein Erreger, den Schafzecken (Dermacentor) übertragen. Die Verbreitung findet vermutlich durch die Zecken selbst aber auch über die Luft durch Zeckenkot statt.

Hasenpest

Deren Erreger Francisella tularensis wird durch Dermacentor-Zecken, Stechmücken und über die Luft übertragen.

Bartonellose

Bartonellen wurden in europäischen und amerikanischen Ixodes-Zecken gefunden. Bartonella bacilliformis verbreitet sich durch Schmetterlingsmücken, Bartonella quintana durch die Kleiderlaus. Bartonella henseae wird direkt vom Wirt, die Katze, durch Kratzen und Beißen übertragen. Die häufig diskutierte Übertragung dieser Bakterien durch

Zecken war 2005 nicht schlüssig zu beweisen. (Quelle: Deutsche Medizinische Wochenschrift, 1,2 2005. Autoren: Hassler, Braun, Kimmig.)

Weitere Zeckenerkrankungen am Menschen

»   RSSE und Powassan-Enzephalitis (Osteuropa, Asien, Kanada)
»   Mittelmeerfleckfieber (Südosteuropa)
»   Rocky-Mountain-Spottet-Fieber (Amerika)
»   Louping-III-Disease (Britische Inseln)
»   Colorado-Zeckenfieber (Nordamerika, Europa)
»   Krim-Kongo-Hämorrhagisches Fieber (Afrika, Asien, Südosteuropa)
»   Omsker Hämorrhagisches Fieber (Asien)
»   Kyasanur-Forest-Disease (Asien)
»   Neurotoxische Wirkung, Lähmungen, Zeckenparalyse (Australien, Nordamerika)

Von einer Zecke gestochen

Der Zeckenstich

Sobald sich eine Zecke an einen vermeintlichen Wirt geklammert hat, ist dies noch lange nicht die Stelle, an der sie sich festsetzen wird. Sie wandert herum und sucht sich eine warme, feuchte, gut durchblutete Stelle. Heimtückischerweise handelt es sich dabei meistens um schlecht einsehbare Körperregionen wie Achsel, Kniekehle, Ohren, behaarte Kopfhaut, Genitalbereich.

Das Eindringen in die Haut gleicht einer Operation. Nach dem Prinzip einer Stichsäge schneidet sie mit Messerchen ein Loch in die Haut, in das sie ihren Saugrüssel bis zum Blutgefäß einführen kann. Der Wirt merkt davon nichts, weil die Zecke gleichzeitig betäubende und blutstillende Substanzen einspritzt. Rund 80 Prozent der Zeckenopfer merkten nichts vom Stich. Kein Wunder. Die Tiere sind nur 0,8 bis 1 Millimeter groß und zu leicht, um unsere Tastorgane auszulösen. Höchstens wenn eine Zecke beim Herumwandern ein Haar umbiegt, könnten es Sensible spüren.

Im Gegensatz zur FSME, bei der beim ersten Stich sofort Viren in die Stichwunde übertragen werden, hat man bei Zecken mit Borrelien ein Zeitfenster von etwa zwölf Stunden. Solange dauert es, bis sich die Borrelien im Darm der Zecke durch das eingesogene Blut vermehren, so dass sie bis in den Stechapparat vordringen können. Deshalb ist es wichtig, eine gefundene Zecke sofort zu entfernen und nicht erst auf einen Arzttermin oder im Kindergarten auf die abholende Mutter zu warten. Die Länge der notwendigen Blutmahlzeit hängt vom Entwicklungsstadium der Zecke ab. Larven genügen zwei bis vier Tage, Nymphen und erwachsene Weibchen 5 bis 10 Tage. Apropos: Es sind nur die weiblichen Zecken, die eine Blutmahlzeit zum Fortbestand brauchen.

Richtige und falsche Methoden der Entfernung

Großmutter hatte nicht Recht. Wer versucht, eine Zecke nach althergebrachter Art mit Öl (auch Teebaumöl) oder Klebstoff zu ersticken, riskiert, dass sich der Parasit panisch erst recht in die Stichwunde erbricht oder entleert. Weil das Risiko, Krankheitserreger aufzunehmen, mit der Dauer des Saugens steigt, sollte man die Zecke schnellstens entfernen. So genannte Zeckenzangen (auch die aus der Apotheke) sind dazu ungeeignet, weil die dicken Zangenbacken den Zeckenleib quetschen und den Erreger förmlich in die Stichwunde spritzen. Das Gleiche gilt für unsere Finger.

Das Märchen vom „rechtswendigen Gurkenmurkser"

Die Empfehlung, die Zecke nach links oder rechts herauszudrehen, entspricht falscher Vorstellung von den Stichwerkzeugen einer Zecke. Der Kraichtaler Borreliose-Spezialist Dr. Hassler amüsiert die Besucher von Zecken-Informationsveranstaltungen gelegentlich mit der Aufklärung dieses scheinbar Jahrzehnte alten Irrtums, wonach man Zecken seit Donald Ducks Zeiten mit dem „rechtswendigen Gurkenmurkser" verwechsle, das „einzige Vieh auf der nördlichen Halbkugel, das einen Korkenzieher als Gewinde trägt". Die Zecke besitzt so ein Gewinde jedenfalls nicht, sondern einen dübelartigen Stechapparat mit Widerhaken.

Am schnellsten und sichersten hebelt man das Tier mit einem Skalpell oder einem spitzen Taschenmesser aus der Haut. Dabei darf ruhig etwas Blut fließen und ein Stückchen Hautschicht herausgeschnitten werden. Ärzte empfehlen eine spitze Splitterpinzette. Die kann man zu Hause haben, aber wohl selten unterwegs. Abhilfe bringt ein Stück Zahnseide (tragen Menschen mit gepflegten Zähnen stets bei sich), das man als Schlinge um die Zecke legt und sie damit herauszieht. Ein Haar tut es auch.

Ebenfalls immer in Griffnähe kann man eine so genannte Zeckenkarte haben, ein Scheckkarten-großes Plastikteil mit zwei Aussparungen für kleine und dicke Zecken. Zugegeben: Diese Methoden funktionieren nicht so reibungslos wie eine Zeckenzange, aber mindern das Risiko einer Infektion enorm. In der allergrößten Not tut es ein langer Fingernagel, der das Spinnentier heraushebelt oder ein Kronkorken, der es aus der Haut schabt.

Am rabiatesten aber sehr wirkungsvoll geschieht die Entfernung mittels Rasierklinge oder einem Nassrasierer. Vom abgetrennten, abgerissenen Kopf geht die geringste Gefahr aus. Entweder stößt ihn der Körper selbst ab oder man lässt ihn am nächsten Tag vom Arzt entfernen. Perfektionisten bevorraten sich für solche Zwecke mit Kältespray, mit dem die Zecke blitzschnell in Winterschlaf geschickt wird und nichts von ihrer Demontage mitbekommt, also nicht aus Stress noch Erreger von sich gibt. Mit einem üblichen Desinfektionsmittel desinfizieren.

Beweise sichern

Borreliose ist eine anerkannte Berufskrankheit nach Ziffer 3102 der Anlage 1 der Berufskrankheiten-Verordnung (BeKV). Zu den Risikogruppen gehören nach Meinung der Gesetzlichen Unfallversicherung überwiegend Waldarbeiter, Förster, Jäger. Alle anderen Berufsgruppen müssen detektivisch beweisen, dass der krankmachende Zeckenstich auf dem Weg von, zur oder während der beruflichen Ausübung stattfand. Das kann praktisch jedem passieren, ob zu Fuß, mit dem Rad oder in Ausübung eines Berufs mit Tierkontakt oder in freier Natur. Der beste Beweis dafür ist die Zecke selbst, ganz oder in Teilen. Am längsten überlebt sie, wenn man sie mit ein paar feuchten

Gräsern in einem Schraubglas festsetzt. Eine tote Zecke wird mittels Tesafilm auf einer Pappe fixiert. Bei den ersten Symptomen kann man sie in einem Labor auf Borrelien untersuchen lassen. Besonders wenn der Zeckenstich beruflich passierte, „kann" die Laboruntersuchung bei Ansprüchen gegen gesetzliche Unfallversicherungen helfen. Es ist immer wieder erstaunlich, was sich Berufsgenossenschaften einfallen lassen, um sich vor Leistungen drücken zu können.

Ein kostenloses Glied in der Beweiskette stellt die Information von Kollegen, Nachbarn oder Familienmitgliedern (Guck doch mal, eine Zecke.) als spätere Zeugen dar. Ein kleiner Vermerk im Kalender sichert Datum, Ort und Art der Tätigkeit zum Zeitpunkt des Zeckenstichs. Danach fragt die Gesetzliche Unfallversicherung, wenn sie in Anspruch genommen wird.

Ein Symptom-Tagebuch ist ebenfalls hilfreich bei der Beweisführung. Weil eine Vielzahl von Wehwehchen und schmerzhaften Symptomen kommt und geht, weiß man ohne Aufzeichnung nach Wochen, Monaten, leider oft auch nach Jahren gar nicht mehr aus dem Kopf, was da wann alles verrückt gespielt hat. Jeder neue behandelnde Arzt und ganz besonders Gutachter beurteilen den Krankheitsverlauf nach der Vorgeschichte.

Zeckenstich nicht erinnerlich

Die wenigsten Menschen können sich an den Zeckenstich erinnern. Das liegt daran, dass sich der Parasit vorzugsweise in einer Haut- oder Gelenkfalte niederlässt, in der er nicht gesehen wird. Larven und Nymphen enthalten noch wenig oder keinen Farbstoff, so dass man sie mit bloßen Augen überhaupt nicht sehen kann. Eine festgesaugte Zecke fühlt sich an wie ein kleiner Grind, der – im Glauben, es sei ein Mückenstich – weggekratzt wird.

Andere Borreliose-Übertragung

Der Biologe Dr. Trevor Petny, Heidelberg, berichtete auf dem Borreliose-Kongress 1997 von Fliegenarten, die in den USA Borrelien auf den Menschen übertragen hätten. In Deutschland gibt es dafür Hinweise aber noch keinen Beweis. Der Parasitologe Prof. Dr. Franz-Rainer Matuschka, Charité Berlin, den wir jährlich darauf hin ansprechen, weist die biologische Möglichkeit von Borrelienübertragung durch Schnaken, Wespen, Erdwespen und Bremsen vehement zurück. Die Fähigkeit, Borrelien bei einer Blutmahlzeit aufnehmen zu können, macht diese Parasiten nicht automatisch zu Überträgern auf den Menschen.

Im Fall der Lyme-Borreliose muss ein kompetenter Vektor (Überträger) in der Lage sein, die Entwicklung des Krankheitserregers und seine Vermehrung zu fördern, bevor er an den nächsten Wirt übergeben wird. Tatsächlich wurden schon Borrelien in verschiedenen Blut saugenden Gliederfüßlern gefunden. Es fehlt jedoch der Beweis, dass sie geeignet sind, Borrelien die nächst höhere Entwicklungsstufe zu ermöglichen. Eher nachvollziehen lässt sich hingegen, dass der spürbare Insektenstich zeitlich nach dem Zeckenstich (mit Schmerzbetäubung) erfolgte. Auch eine eventuell sich um den Insektenstich bildende Wanderröte ist kein schlüssiger Beweis; denn häufig bilden sich Röten der Borreliose an anderen Körperregionen als unbedingt um die Einstichstelle. Der Insektenstich kann die Bildung einer Rötung forcieren.

Bluttransfusion

Für die Übertragung von Borrelien bei einer Bluttransfusion gab es in der medizinischen Literatur bis Redaktionsschluss nur einen einzigen gesicherten Fall. Jedoch ist es möglich, aus infizierten Blutkonserven Borrelien zu züchten.

In der Regel dürfen Borreliosepatienten deshalb kein Blut spenden. Doch nicht jeder Infizierte weiß von seiner Krankheit zum Zeitpunkt des Blutspendens. Und die Routine-Serologie zeigt keine Borrelienantikörper. Bei der bekannten Blutkonserven-Knappheit gilt es abzuwägen, ob das Infektionsrisiko nicht das kleinere Übel wäre.

Nahrungsmittel

Borreliose kann nicht durch den Verzehr borrelieninfizierter Tiere wie Wild, Schaf, Pferd oder Ziege übertragen werden.

Das Risiko, an Borreliose zu erkranken

Im Gegensatz zur Frühsommer-Meningoenzephalitis (FSME), deren Viren nur in Zecken bestimmter Regionen gehäuft vorkommen, sind Zecken mit Borrelien überall auf der nördlichen Halbkugel verbreitet (siehe auch Seite 13, Verbreitung). Ganz Deutschland ist Endemiegebiet der Borreliose. Man kann generell davon ausgehen, dass jede dritte Zecke Borrelien in sich trägt, auch wenn es Naturherde gibt, in denen praktisch jede Zecke borrelienpositiv ist.

Aufschluss, ob man nun in einer harmlosen oder weniger harmlosen Gegend wohnt, können Gesundheitsämter geben, so sie nicht völlig interesselos sind. Auch das gibt es. In diesem Fall ist die Borreliose-Selbsthilfe jedem dankbar, der das Thema auf die Tagesordnung der Kommunal- und speziell der Sozialpolitiker bringt.

Die Infektionsraten sind auch vom Zeckenstadium abhängig. Die kleinen Larven sind eher selten infiziert, aber darauf kann man sich nicht verlassen. Bei Nymphen, die man zu etwa 80 Prozent am Menschen findet, tragen zwischen 5 und 15 Prozent den Erreger in sich, bei erwachsenen Zecken durchschnittlich 25 Prozent. In Hochendemiegebieten können bis zu 40 Prozent befallen sein. Das alles sind aber nur durchschnittliche Annäherungswerte. Die Zahlen können auf kleinem Raum erheblich schwanken und zwar abhängig davon, ob hauptsächlich Mäuse betroffen sind oder Transportwirte wie Rehe, Igel, Vögel. Die höchste Infektionsrate geht von den Nymphen aus. Sie sind zwar prozentual weniger mit Borrelien besetzt als erwachsene Zecken, aber zahlenmäßig den erwachsenen weit überlegen.

Das Risiko, an einer Borreliose zu erkranken, schwankt mit den Lebensumständen des Einzelnen. Menschen, die sich häufig in der freien Natur, besonders in Wäldern, Flussauen, Parks, Gärten oder allgemein auf Rasengelände (Schwimmbad, Fußballplatz) aufhalten, tragen ein größeres Risiko als Spaziergänger in der Stadt. Dazu zählen nicht nur Waldarbeiter, sondern auch Pfadfinder, Käfer-, Schmetterlings-, Beeren- und Pilzsammler, Teilnehmer an Zeltlagern, Wanderer, Radfahrer und Jogger auf mit Busch, Farn und Gras gesäumten Wegen. Tierfreunde, die gern fremde oder den eigenen Hund knuddeln, laufen eher Gefahr, eine noch nicht festgesaugte Zecke zu übernehmen, als Menschen, die diesen Kontakt vermeiden.

So sozial notwendig Eltern das Erlebnis ihrer Kinder in einem Streichelzoo auch sein mag, man sollte die Kleinen danach doch mit größter Aufmerksamkeit nach Zecken absuchen. Nicht nur Jagdhunde, sondern alle Vierbeiner, die gerne hinter Igeln, Mäusen oder Hasen im Erdreich stöbern oder durchs Gebüsch streifen, sammeln Zecken aller Entwicklungsstufen auf. Auch Pferde, Rinder und Schafe streifen Zecken von Gräsern und Zweigen und können wie der Mensch an Borreliose erkranken.

Berufskrankheit

Noch vor wenigen Jahren akzeptierten die Berufsgenossenschaften (BG) die als Berufskrankheit eingestufte Borreliose nur bei Wald-, Forst- und Weidearbeitern. 1997 wurden eine Tierärztin und eine Tierarzthelferin noch als nicht ursächlich gefährdet angesehen. Hingegen gibt es anerkannte Fälle von Lehrern, die sich die Borreliose anlässlich von Schulausflügen erwarben, oder Menschen während Kuraufenthalten oder etwa eine Reisejournalistin bei der Outdoor-Recherche von Reportagen.

Im Grunde kommt es darauf an, sich mit Beweisen und Befunden glaubwürdig durchzusetzen. Dadurch kann etwa ein Selbstständiger, freiwillig bei der BG Versicherter, Verletztengeld (Krankengeld) beanspruchen oder ein Angestellter und gesetzlich Versicherter Behandlungs- und Reha-Leistungen in Anspruch nehmen, die einem gesetzlich Versicherten normalerweise nicht zustehen. Als „Berufsunfall" ist man bei Ärzten fast genauso gut angesehen wie als Privatversicherter, weil sie alle ihre Leistungen und noch auf höherem Niveau abrechnen können (siehe auch Seite 152, Rechte und Ansprüche Betroffener).

Blutgruppen

Dass Zecken bestimmte Blutgruppen bevorzugen, ist bislang nicht untersucht worden. Dabei wecken Berichte von Paaren, bei denen der eine nach einem Spaziergang voller Zecken ist und der andere völlig verschont blieb, schon den Verdacht, die individuelle Chemie der Haut könnte bei Zecken über Anreiz oder Abneigung entscheiden. Unter dieser Prämisse empfiehlt sich die Benutzung eines Zeckenabwehrmittels (Repellent) einmal mehr, um die individuellen undefinierten Lockstoffe ins Gegenteil – nämlich Abschreckung – zu korrigieren.

Symptome und Krankheitsverläufe

Borreliose wird von Ärzten zwar noch immer in drei Stadien eingeteilt; doch die Übergänge von einem in ein anderes sind geprägt von uneinheitlichen Zeitverläufen und Symptomen. Dass sich Borreliose in jedem Stadium heilen lässt, wie man vor einigen Jahren noch behauptete, gilt heute als fraglich. Allerdings kommt es immer wieder zu Spontanheilungen und jahrelangen Intervallen der Beschwerdefreiheit.

Erregertypen

In Westeuropa sind von den Erregerisolaten aus Zecken jeweils 40 Prozent der Spezies B. afzelii und B. garinii zuzuordnen. Bei Hautmanifestationen (Erythema migrans, Acrodermatitis chronicans atrophica, ACA) wird am häufigsten B. afzelii und bei neurologischen Krankheitsbilder B. garinii nachgewiesen. Für die Arthritis wird eine wichtige Rolle für B. burgdorferi angenommen. (Quelle: Prof. Dr. med. H.-J. Hagedorn, Herford)

Symptome im ersten (Früh-)Stadium

Leitsymptom: Wanderröte (Erythema migrans)
Im ersten Stadium – ohne oder mit Wanderröte (Erythema migrans) – lokalisiert sich der Erreger durch Eigenbeweglichkeit noch im Bereich der Infektionsstelle. Die Borreliose „streut" nennen es die Mediziner, wenn nach etwa zehn Tagen – manchmal auch erst nach einigen Wochen – das „Erythema migrans" erscheint. Dieses Symptom zeigt an, dass sich die Erreger über den Blut- oder Lymphweg in den gesamten Organismus ausbreiten. Die Latenzzeit – die Zeit zwischen Infektion und dem Auftreten erster Symptome – kann zwischen drei Tagen und zwei Jahren betragen.

Nur rund 20 Prozent der Infizierten können sich an die verräterische Wanderröte erinnern, die um die Stichstelle entsteht. Diese Rötung sieht bei jedem anders aus. Mal ist es ein faustgroßer Fleck, mal nur pflaumengroß, mal länglich, mal kreisrund, mal mit scharfem Rand, mal verschwommen am Rand, mal kräftig rot, mal fast violett, mal ganz schwach gerötet (wird unter Wärmelampe dunkler), mal bis zu einem Durchmesser von 80 Zentimetern oder größer. Sie zeigt sich auch als roter Ring oder Doppelring, der sich um den Stich bildet. Je nach Stichstelle kann der rote Ring so groß sein, dass nur eine rötliche Bogenlinie zu erkennen ist, die sich beispielsweise über den halben Rücken zieht. Möglich sind auch mehrere Rötungen, die scheinbar nicht im Zusammenhang mit einer Stichstelle stehen. Tätowierte haben schlechte Karten, ebenso Frauen, die sich den Zeckenstich beim Urinieren in der Hocke zugezogen haben. Erstens sucht an dieser Stelle niemand nach Zecken und zweitens würde sich eine Rötung gar nicht von der sowieso gut durchbluteten Schleimhaut farblich absetzen.

Schützen Antikörper vor neuen Infekten?

Borrelien-Antikörper stellen keine Immunität her. Aber eine Studie in den USA berichtete über das Phänomen auf der Insel Block Island, vor der Küste des US-Bundesstaates Rhode Island, dass Menschen mit mehreren Zeckenstichen häufiger juckende Hautreaktionen registrieren würden als Menschen nach einem Erst-Stich. (Quelle: Borreliose Magazin Nr. 12)

Liegt die Stichstelle an einer schwer einsehbaren Körperstelle, wird sie entweder rein zufällig entdeckt oder gar nicht und damit die Chance zur sofortigen Diagnose und Therapie verpasst. Pusteln oder Bläschen innerhalb der Röte weisen auf eine gemischte Infektion mit weiteren von der Zecke übertragenen Keimen hin oder auf Keime, die durch Kratzen in die Stichwunde gebracht wurden.
Nicht jeder Hausarzt ist in der Lage, diese Röte zu diagnostizieren. Da wird schon mal Kortison-Salbe verordnet, unter der die Röte entweder wegkriecht oder eher zufällig verschwindet, statt als wichtiges Indiz für eine Zeckeninfektion gedeutet zu werden. Streifen des Erythema migrans werden fälschlicherweise auch schon mal als Stauungserscheinungen durch Krampfadern diagnostiziert. Die meisten Rötungen verschwinden auch ohne Salbe von selbst. Arzt und Patient glauben dann, die Infektion sei spontan von selbst ausgeheilt – ein Trugschluss.

Das Lymphozytom
Ansammlungen von Lymphozyten, eine Untergruppe der Leukozyten, vornehmlich am Ohrläppchen, an der Brustwarze, im Bereich des Hodens und am Ellenbogen galten bis vor einigen Jahren als Zeichen einer Re-Infektion. Dafür gibt es derzeit keinen wissenschaftlichen Beweis. Außerdem können Lymphozytome an allen Körperstellen entstehen.

Polytope/multiple Erytheme

So bezeichnet man Rötungen an mehreren Körperstellen. Sie sind meist ein Zeichen, dass die Erreger bereits über die Blutbahn in die Haut eingedrungen sind.

Auch wenn kein Erythema migrans auftritt, heißt das nicht, dass keine Infektion stattgefunden hat. Einigermaßen sicheres Wissen bringt eine doppelte Blutuntersuchung (ELISA + Westernblot) frühestens drei bis sechs Wochen nach dem Stich. Für Wahrscheinlichkeit des Stadiums I sprechen folgende Symptome:

Allgemeinsymptome aller Erkrankungsstadien

Relativ viele Patienten beobachten eine leichte Erkältung, eine Art grippalen Infekt, Kopf- und Gliederschmerzen, Abgeschlagenheit, Fieberschübe, manchmal auch Lymphknotenschwellungen, die sie aber nicht mit dem Zeckenbiss in Verbindung bringen. Diese Symptome unterscheiden sich nicht von denen eines wirklichen grippalen Infekts.

Auch diese allgemeinen Symptome, zum Teil Einzelfälle, wurden nach einer Borrelieninfektion im ersten Stadium beobachtet:

» Bauchschmerzen,
» Bindehaut-Entzündung,
» Bronchitis,
» Durchfall,
» Entzündung der Lymphbahnen (roter Streifen wie bei einer Blutvergiftung),
» Erbrechen,
» Gelenkschmerzen,
» Gelenkschwellungen,
» Gewichtsabnahme,
» Haarausfall,
» Herzstolpern,
» Missempfindungen an Armen und Beinen,
» Muskel-, Bänder-, Faserschmerzen (Fibromyalgien),
» Nackensteifigkeit,
» Rückenschmerzen,
» Schluckbeschwerden,
» Schweißausbrüche,
» Schwindelattacken,
» Trockenheitsgefühl im Hals,
» Übelkeit.

Symptome des zweiten und dritten (chronischen) Stadiums

Bleibt das Frühstadium unentdeckt und vor allem unbehandelt, steigt das Risiko, dass die Infektion in ein chronisches (drittes) Stadium mit schweren Spätfolgen übergeht. Als chronisch zählt in der Regel alles, was länger als sechs Monate bis ein Jahr existiert. Häufig wird die Borreliose erst in den fortgeschrittenen Stadien richtig zugeordnet und diagnostiziert, weil viele Anfangssymptome als harmlose Unpässlichkeiten und vorübergehende Wehwehchen abgetan werden. Wer geht schon wegen einer Erkältung zum Internisten.

Augen

Alle Teile des Auges, von der Aderhaut bis zur Netzhaut und vom Glaskörper bis zur Vorderkammer können von Borrelien besiedelt sein. Seltener ist der Sehnerv beteiligt, dafür aber die Netzhaut. Vor allem im chronischen Stadium kann es zu einer Schrotschuss-Retinopathie kommen, die zu einer Gesichtsfeldeinengung (Tunnelblick, Schwarze Flecken) führen kann.

Weitere Symptome:
» Rotes Auge (Regenbogenhaut-Entzündung),
» Lichtempfindlichkeit,
» Schmerzen hinter dem Augapfel,
» Bewegungsschmerz,
» Doppelbild-Wahrnehmung,
» Verschwommen-Sehen,
» Horner-Syndrom,
» Gesichtsfeld-Ausfälle,
» Entzündung der mittleren Augenhaut (Uveitis),
» Entzündung der Aderhaut des Auges (Chorioiditis) mit vorübergehendem Sehschärfenverlust.

Erschöpfung, Müdigkeitssyndrom

In wieweit das „Chronische Erschöpfungssyndrom" (CFS/Chronic Fatigue Syndrome) eine eigenständige Erkrankung oder ein Symptom der Borreliose ist, dafür gibt es keinerlei Studien oder wissenschaftliche Ansätze. Tatsache ist, dass fast alle an Borreliose Erkrankten dieses Symptom als das am längsten anhaltende beschreiben, das selbst nach Abklingen aller anderen Symptome noch nach einem Jahr zu beobachten sei.

Fibromyalgien

Unter Fibromyalgien (Muskel-, Bänder- und Faserschmerzen) leiden schätzungsweise eine Million Menschen in Deutschland. Die Häufigkeit der Erkrankung verhindert, dass ein Arzt gleich an Borreliose denkt. Fibromyalgien sind eine Form des Weichteilrheumatismus, deren Entstehung ungeklärt ist. Die schmerzlichen Erscheinungen ergreifen den gesamten Bewegungsapparat, oft um die Hals- und Lendenwirbelsäule beginnend, auch an den Schultern, im Nacken, an den Oberarmen und Oberschenkeln und am Gesäß.

Vergleichbare Muskelschmerzen, die sich auf Druck verstärken können, produzieren unter Borreliose ein durchaus fibromyalgieähnliches Bild. Fibromyalgien werden zurzeit als psychosomatisches Krankheitsbild diskutiert. Erstaunlicherweise verhalten sich viele Fibromalygie-Selbsthilfegruppen abwehrend, wenn man ihnen rät, ihre Beschwerden auf Borreliose abklopfen zu lassen.

Fieber

Nahezu alle Autoren medizinischer Veröffentlichungen berichten von fieberhaften Zuständen, in den Kopf einschießenden Wärmewellen oder einer stetig anwesenden höheren Grundtemperatur, wobei Fieber über 39 Grad Celsius selten vorkommt. Nachtschweiß von leicht bis zu mehrmaligem Wäschewechsel gilt als eines der ganz sicheren Symptome für eine Borreliose.

Frösteln

Begleiterscheinung vor und nach Schweißausbrüchen.

Gehirn

Die Borrelioseerkrankung kann durch eine entzündliche Gefäßwandveränderung (Vaskulitis) zu allen Arten von Gehirnfunktionsstörungen führen. Die bekanntesten sind plötzlich auftretende Lähmungen wie bei einem echten Schlaganfall, Kopfschmerzen, Nachlassen der geistigen Leistungsfähigkeit, Sensibilitätsausfälle, geistige Verwirrtheit oder auch Apathie, Schläfrigkeit bis hin zur Bewusstlosigkeit.

Ein sehr bekanntes Zeichen bei einer Borreliose ist eine oft nach einigen Tagen auftretende Schmerzsymptomatik sowie eine Gesichtslähmung oder eine Lähmung von anderen Gehirnnerven, die sich zum Beispiel durch Doppelbilder, Kopfdrehungslähmung, Schulterlähmung und andere vielfältige Symptome äußern kann. Bei nervlicher Beteilung spricht man von Neuroborreliose (siehe auch Seite 51ff.). Auch der Verlust des Gehörs oder des Riechvermögens kann bei einer durch Borrelien verursachten Gefäßentzündung auftreten.

Gelenkentzündungen

Wie schnell werden Gelenkentzündungen als „Gelenkrheuma", zum Beispiel Gicht, Schuppenflechte (Psoriasis-Arthritis) oder Entzündungen an mehreren Gelenken gleichzeitig (chronische Polyarthritis) gedeutet, wenn die Diagnose Borreliose noch nicht bekannt ist. Am häufigsten sind die großen Gelenke betroffen: Knie, Schulter, Ellbogen; aber auch Finger-, Zehen-, Kiefer- und Hüftgelenke.

Die Symptome sind Bewegungsschmerzen, können sich aber auch durch Ergüsse und schmerzhafte Gelenkschwellungen zeigen. Entzünden können sich Muskeln, Sehnen, Schleimbeutel. Weil diese Entzündungen spontan von einem Gelenk auf das andere wechseln können, läuft der Patient Gefahr, nicht ernst genommen zu werden, auch weil Ultraschall und Röntgenbilder oft keine besonderen Auffälligkeiten zeigen. Bei Entzündungen in Zehengelenken schmerzt das Auftreten. Zehen und Finger schwellen wurstartig an. Mit entzündetem, verdicktem Fingergelenk ist es fast unmöglich, eine Pumpsprayflasche zu betätigen oder den Finger gerade zu strecken. Auch Fersenschwellungen sind bekannt. Die Diagnose „Karpaltunnelsyndrom" sollte aufmerksam machen (siehe auch Seite 45, Fehl- und Verlegenheitsdiagnosen).

Wird rechtzeitig mit Antibiotika therapiert, können Knorpelschädigungen vermieden werden. Wird die nicht oder falsch therapierte Gelenkentzündung chronisch, entwickelt sich daraus eine nachfolgende Arthrose mit Knorpelschädigung.

Gelenksteifigkeit

Das für Gelenkrheuma so typische Symptom täuscht oft erst einmal über eine Borreliose hinweg. Die Steifigkeit kann alle Gelenke, am häufigsten Finger, Knie und Nackenwirbel betreffen.

Gereiztheit

Sie ist oft das Produkt aus Nervosität, gestörter Konzentrationsfähigkeit, Wortfindungsstörungen, Schlafstörungen, Hilflosigkeit, mit der Krankheit umgehen zu können und Resignation. Wenn man dann auch noch geschliffen am Telefon oder in der Arztpraxis argumentieren will und womöglich als Hypochonder oder Simulant hingestellt wird, bricht das von Zorn und Unfähigkeit gefärbte Dilemma aus, nicht ernst genommen zu werden. Ein sonst liebenswürdiger Mensch kann sich dann durchaus in ein aggressives Ekel verändern.

Gesichtslähmungen

„Facialisparese" ist ein Symptom, das den Diagnostiker auf die Idee einer „Neuroborreliose" bringt. Gelähmt sein kann ein Augenlid oder die gesamte Gesichtsmimik. Möglich sind auch Sprechstörungen, Lähmung der Schlundmuskeln und der Stimmlippen und damit verbunden unerklärliche Schluckstörung und Heiserkeit ohne Anwesenheit eines grippalen Infekts. In der Regel weist dieses Symptom die meisten Diagnostiker auf eine Borreliose.

Gesichtsrötungen

Anfallsartiges Symptom durch Entzündungen von Hirnnerven bei Neuroborreliose.

Haarausfall

Der Verlust von Haaren wurde bislang meistens im ersten Stadium beobachtet. Dies ist oft eine vorübergehende Irritation, die wieder verschwindet. Nach einer Antibiose sprießen die Haare erneut. Aus Einzelschicksalen ist aber auch vorübergehender Haarausfall während akuter Schübe im chronischen Stadium bekannt.

Halsschmerzen

Im Zusammenhang mit Borreliose sind Halsschmerzen ein umstrittenes Symptom, jedoch beschrieben von den Ärzten Satz und Herzer.

Haut

Hochgradige Hautentzündung (Acrodermatitis) ist als am längsten bekanntes Krankheitsbild ein typisches Spätsymptom, das selbst bei Heilung der Borreliose Spuren hinterlässt, weil das Bindegewebe unter der Haut schrumpft und eine papierartige, dünne, unelastische Runzelhaut (Bratapfelhaut) hinterlässt.

Im akuten Stadium verfärbt sich die Haut an Händen, Unterarmen, Füßen und Unterschenkeln rötlich-blau. Die Blutgefäße werden teilweise sichtbar. Missempfindungen und Gefühlsstörungen wie Kribbeln, ein Gefühl von Warmes-Wasser-Laufen oder Insekten irritieren so stark, dass man letztlich wirklich von nicht beachteten Insekten gestochen werden kann.

Acrodermatitis chronica atrophicans (ACA) wird auch mit Wundrose, Gelenk-Entzündungen und Chronisch venöser Insuffizienz (CVI) verwechselt. Klarheit kann ein Anzuchtversuch von Borrelien aus entzündeter Haut bringen. Eine Studie der Universitätsklinik für Dermatologie, Graz, (Binder, Kerl, Müllegger) berichtete 2004, dass von 221 Patienten mit gesicherter ACA trotz eindeutiger Laborparameter und Gewebeuntersuchung nur 40 Patienten die korrekte Diagnose erhielten.

Läsionen an der Mundschleimhaut: Die Haut wird dünner, trockener und verletzlicher. „Morphaea" sind weiße, kleine, flächige Narben, die am ganzen Körper auftauchen können. Ähnliche, stark juckende Hauterscheinungen kommen an weiblichen und männlichen Geschlechtsorganen vor, aber nicht bei der Borreliose. Knötchenartige, gutartige Schwellungen – häufig am Ohrläppchen – (Lichen sclerosus et atrophicus) zeigen sich besonders bei Kindern. Rote Flecken auf der Wange (Wangenerythem) beobachtete Prof. Herzer bereits 1989 bei 13 Prozent der von ihm damals 314 untersuchten Patienten mit Wanderröte (Erythema migrans).

Herz

Obwohl Dr. Allan Steere und Kollegen bereits 1980 bei acht Prozent der von ihnen untersuchten Borreliose-Patienten eine Beteiligung des Herzens entdeckten, würgten Gutachter noch in den 90er-Jahren Herzbeteiligungen als „sehr selten" ab. Dr. Hans Horst prangerte bereits damals an, dass die Zahlen kardialer Beteiligungen statistisch nur deshalb so niedrig lägen, weil es versäumt werde, den Patienten zum Herz-Ultraschall zu schicken. Man kann jedem Borreliose-Patienten nur dringend raten, notfalls Herzrhythmus-Störungen anzugeben, um zur Kontrolle an einen Kardiologen überwiesen zu werden.

Herzbeutelerguss (Pericard-Erguss)

Noch vor fünf Jahren wurde diese Flüssigkeitsansammlung im Herzbeutel als sehr selten beschrieben. Die Problematik für den Patienten besteht darin, dass sich ein Pericard-Erguss anfühlt wie ein leises Brennen im Magen. Dass es der Herzbeutel ist, spürt man erst, wenn man es weiß. Einen Pericard-Erguss kann man mit dem Herz-Ultraschall sichtbar machen, was häufig erst passiert, wenn Gutachten gefordert sind und ein Patient in einer Uniklinik durch die diagnostische Mangel gedreht wird. Wer sicher sein will, konsultiert freiwillig einen Kardiologen.

Weil Pericard-Ergüsse auch als Folge von viralen Infekten (zum Beispiel Coxsackie oder Herpes) auftreten können, die ihre Visitenkarte in Form von Antikörpern in unserem Blut hinterlassen, werden sie als Borreliose-Symptom nur schwer anerkannt. Ein Indiz verheißt das Ansteigen und Sinken von Ergussvolumen im Herzbeutel im Rhythmus antibiotischer Therapien und gegebenenfalls das dauerhafte Versiegen der Ergussflüssigkeit nach Therapieerfolg. Im Krankheitsverlauf der Autorin Ute Fischer dauerte es mehr als zehn Jahre, bis sich ein Gutachter nach vielen unschlüssigen Vorgutachten endgültig dafür aussprach, dass der Pericard-Erguss mangels Vorhandensein anderer Infektionskrankheiten nur eine Folge der Borreliose sein könne.

Ein Pericard-Erguss ist das Zeichen einer chronischen Herzbeutelentzündung, die letztlich auch vernarben kann. Man spricht dann von einem Panzerherzen, weil die Narben einen festen Mantel um den Herzmuskel bilden und sein rhythmisches Zusammenziehen und Auseinanderdehnen einschränken können.

Herzentzündung (Karditis)

Ende der 80er-Jahre galt eine Herzentzündung unter Borreliose noch als äußerst selten, weil man das Herz einfach nicht untersuchte. Das hat sich geändert. Ärztezeitung, 19. November 1996: Dr. Michael Stille-Siegener und Kollegen schätzen, dass vier bis zehn Prozent der Borreliose-Patienten eine Herz-Entzündung bekommen. Die akute Karditis kann zu einer vorübergehenden Herzschwäche mit Herzvergrößerung führen.

Herz AV-Block

Störungen der Erregungsleitung zwischen Vorhöfen und Kammern des Herzens (AV-Block) werden in drei Schweregrade eingeteilt. Innerhalb von Minuten kann ein Wechsel zwischen AV-Block 1. Grades und 3. Grades erfolgen. Beim AV-Block des 3. Grades fehlt die Überleitung vom Vorhof auf die Ventrikel völlig. Je nach Ausprägung wird ein Herzschrittmacher vorübergehend oder auf Dauer nötig. Eine rechtzeitige Antibiose kann dies verhindern.

Herzrhythmusstörungen

Von starkem Herzklopfen, dass man das Herz wie eine große Faust in sich pochen spürt, berichten viele Patienten, auch Herzstolpern, Herzjagen, Herzrasen. Herzrhythmusstörungen machen sich im EKG bemerkbar. Sie sind manchmal so gravierend, dass ein Herzschrittmacher implantiert werden muss.

Konzentrationsstörungen (Desorientierungen)

Diese Symptome kennzeichnen vorrangig eine Neuroborreliose, zeigen sich manchmal aber auch bei Borreliose ohne Nervenbeteiligung. So stellt man sich „Alzheimer" vor. Man geht wohin und weiß nicht mehr warum. Man liest einen Brief und begreift ihn nicht. Wortfindungsstörungen sind besonders lästig, wenn man in schreibendem oder telefonierendem Beruf arbeitet. Selbst Menschen, die früher über ein geniales Namens- und Zahlengedächtnis verfügten, verzweifeln am Loch in ihrer Erinnerung. Nur Jobzettel, verständnisvolle Kollegen (wie lange?) und Lebenspartner retten die notwendige Disziplin des Alltags. Oft treten diese Symptome erst im chronischen Stadium auf und werden von den Gutachtern als „Neurose" verkannt. Stammen sie von einer Borreliose und wird diese therapiert, bilden sich diese Störungen zurück.

Kopfschmerzen

Kopfschmerz ist ein allgemeines Symptom und als Antwort des Körpers auf Keime, Erreger, Gifte und Schadstoffe zu werten. Dr. Dieter Hassler beschrieb 1996 sehr aussagekräftig typische Borreliose-Kopfschmerzen als „kappenförmige, vom Nacken ausstrahlende Kopfschmerzen". Allein ein Kopfschmerz darf keinesfalls als Borreliose interpretiert werden, weil dieses allgemeine Symptom tausende von anderen Erkrankungen begleitet.

Lichtempfindlichkeit
Sie wird ähnlich wie Lärmempfindlichkeit überwiegend bei der Neuroborreliose beobachtet.

Lymphknotenvergrößerung
Mehrfach beschriebene schmerzhafte Knoten im ersten Stadium.

Magen
Bauchschmerzen, Übelkeit, Appetitlosigkeit, Druckschmerz des Abdomens und Erbrechen überwiegend im ersten Stadium.

Menstruation
Nicht die Borreliose, sondern die antibiotische Therapie stört den Rhythmus der Menstruation. Ausbleibende Menstruation kann, wenn sie sich nicht von alleine wieder einpendelt, mit Hormonen in einen neuen Rhythmus gelockt werden. Im Extremfall setzen die Wechseljahre (Menopause) ein ganzes Jahrzehnt früher ein.

Milchproduktion, Brustschmerzen
Darüber berichten Patienten in Selbsthilfegruppen.

Muskelschmerzen
(siehe Seite 35, Fibromyalgien)

Nackensteifigkeit (siehe auch Gehirn)
Dieses Symptom taucht in vielen Borreliose-Publikationen auf, wenngleich selbst ihre Autoren bei Gutachten vorzugsweise auf HWS-Syndrom (Hals-Wirbel-Säule) ausweichen, wenn der Patient altersbedingte Abnutzungserscheinungen ausweist. Und dies ist – je nach Krankheits-Vorgeschichte (Anamnese) und erlittenen Unfällen (zum Beispiel

Schleudertrauma) – in jedem Alter wahrscheinlich. Bis 2005 hielt man die Nacken-steifigkeit für ein Symptom des ersten Stadiums. Die gute Kommunikation unter den Selbsthilfegruppen erlaubt aber die Behauptung, dass dieses Symptom in allen Stadien vorkommt. Auffallend daran ist, dass die Bewegungseinschränkung nur tageweise anhält und sich mit Schmerzmitteln wie Diclofenac nahezu total auflösen lässt, was gegen einen Degenerationseffekt spricht. Andernfalls verkleben häufige Entzündungen die Nackenwirbel-Muskultur und führen auf Dauer zu einer Bewegungseinsteifung, die dann wieder auf altersbedingte Abnützung zurückgeführt werden kann. Statt den Kopf nun vorsichtig wie eine chinesische Vase zu tragen, hilft Nackengymnastik in beschwerdefreier Zeit, die Beweglichkeit zu erhalten.

Nerven (siehe auch Gehirn und Neuroborreliose)
Borrelien können das Nervensystem befallen und alle Nerven, das Gehirn, Hirnhäute und Rückenmark zur Entzündung bringen. Man spricht von Neuroborreliose. Dabei können Lähmungen und Gefühlsstörungen am gesamten Körper auftreten (siehe Seite 51, Neuroborelliose).

Neuralgien
Schmerzzustände innerhalb bestimmter Nervengeflechte weisen auf entzündete Nerven hin. Häufig sind die Beinnerven betroffen. Deren Schmerzäußerung erinnert an typische Ischiasschmerzen. Sie unterscheiden sich dadurch, dass borreliosebedingte Ischiasschmerzen auch in der Ruhe anhalten und unter Antibiotikatherapie verschwinden.

Ohrgeräusche
(siehe Seite 51, Neuroborreliose)

Organe
Borreliose ist eine multiorganische Infektion. Die Hypothese, dass Borrelien in allen Organen zu finden seien, hätte man nur die Möglichkeit, sie lebend oder nach dem Tod zu untersuchen, sei erlaubt. Man fand Borrelien schon in Leber, Lunge, Milz und Niere.

Parkinson-Symptome
Immer häufiger offenbaren Neurologen Fälle, bei denen nach der Diagnose einer Borreliose Parkinson-Symptome auftraten oder sich ein Morbus Parkinson als Borreliose herausstellte. Die Beschwerden beginnen oft mit scheinbar harmlosen Ungeschicklich-

keiten und steigern sich bis zum Verfall der körperlichen Kräfte ohne Einbuße von Intelligenz und Bewusstsein. Das als typisch geltende Zittern (Tremor) zeigt sich nicht bei jedem Parkinson-Kranken. Weitere Symptome sind Antriebslosigkeit, starre Mimik, Fallneigung beim Gehen und Depression. Beide Erkrankungen können parallel vorliegen oder einzeln, ohne dass sie miteinander zu tun haben. Auffallend ist lediglich, dass übliche Parkinson-Medikamente bei Borreliose-Kranken nicht so wirksam sind.

Persönlichkeitsveränderungen
(siehe Seite 36, Gereiztheit; 51, Neuroborreliose)

Potenzstörungen
Erektionsstörungen und Libidoverlust oder – umgekehrt – totale Enthemmung wird von vielen Patienten, zwar nicht in der Arztpraxis, aber im persönlichen Gespräch beklagt.

Psychische Störungen
Halluzinationen, Depressionen, Verwirrtheit und totale Persönlichkeitsveränderungen bis hin zur Schizophrenie häufen sich, je länger eine Borreliose andauert. Verzagte, hilflose, hoffnungslose Patienten, die sich aufgegeben haben, weil sie als eingebildete Kranke abgestempelt wurden, können den Kontakt zur Realität leicht verlieren. Da öffnen sich Türen zu Zwanghaftigkeit (Magersucht, Manien) und Panikattacken, die sich eruptiv und mit großer Erschöpfung danach entladen. Diese Symptome ausschließlich der Borreliose zuzurechnen, ist zwar unrealistisch, trotzdem mehren sich Suizide von Menschen, deren Borreliose ausschließlich mit Psychopharmaka betäubt wurde.

Puls
Erhöhten Ruhepuls registrieren viele Borreliose-Patienten, ohne dass es sich um ein eigenständiges Borreliose-Symptom handelt.

Reiter-Syndrom
Dabei handelt es sich um einen Symptomkomplex, der sich typischerweise aus drei Symptomen zusammensetzt: Arthritis im Kniegelenk (Gonarthritis), Augenentzündungen (Uveitis) und Harnröhrenentzündung (Uretritis). Das Auftreten zwei dieser Symptome gleichzeitig, wie es bei Borreliose möglich ist, wird in der Literatur als „inkomplettes Reiter-Syndrom" beschrieben.

Schilddrüse

Borrelioseindizierte Schilddrüsenunterfunktionen und Insulinresistenzen könnten eine Erklärung für die Gewichtszunahme sein, die etwa 80 Prozent der chronischen Borreliose-Patienten verzeichnen. Dieser Verdacht stammt von dem amerikanischen Arzt Dr. Joseph Burrascano jr., der seit mehr als 20 Jahren über Borreliose aus den USA berichtet und von deutschen Diagnostikern mit etlichen Zweifeln beobachtet wird. Auch die immer wieder bei chronisch Borreliose-Kranken zu beobachtende Erhöhung der Cholesterinwerte könnte damit in Zusammenhang stehen. Schilddrüsenunterfunktion führt zu Cholesterinerhöhung.

Schmerzen in der Wirbelsäule

Unerträgliche Schmerzen lassen den Verdacht auf einen Bandscheibenvorfall aufkommen. Oft liegt das Schmerzmaximum nachts. Anstrengung und Belastung verstärken die Schmerzen. Übliche Schmerzmittel bringen keine Linderung. Computer-Tomographie-Aufnahmen entlarven und verhindern heutzutage nicht notwendige Bandscheiben-Operationen.

Schweißausbrüche

Viele Borreliose-Patienten klagen über nächtliche Schweißausbrüche an Kopf und Hals; teilweise so stark, dass sie sich nachts vier, fünf mal umziehen müssen. Speziell bei Frauen in der Menopause besteht die Schwierigkeit, hormonelle Hitzewallungen von Fieberschüben zu unterscheiden.

Schwindelattacken

Ein häufiges Symptom, das allerdings auch andere Ursachen haben kann.

Sehstörungen

(siehe Seite 34, Augen)

Sensibilitätsstörungen

Hautreize, Berührungen werden anders empfunden, als gewohnt. Ein Streicheln schmerzt. Ein schmerzhaft empfundener Griff am Oberarm löst beim Diagnostiker Verdacht auf Muskelentzündung oder Multiple Sklerose aus. Etwas Warmes wirkt heiß. Vermeintliches Ameisenkrabbeln irritiert wie das Gefühl von Insekten. Durchblutungswellen fühlen sich an, als ob warmes Wasser auf die Haut rieselt. Andere empfinden

Eiseskälte an ungewöhnlichen Körperregionen, zum Beispiel bestimmte Rückenflächen oder an den Pobacken. Fatal ist das Gefühl von Insekten, die sich auf der Haut niederlassen. Wenn man sich erst einmal daran gewöhnt hat, werden tatsächliche Stecher ignoriert.

Spasmen
(siehe Seite 51, Neuroborreliose)

Sprech-, Schreib- und Wortfindungsstörungen
(siehe Seite 51, Neuroborreliose)

Traurigkeit
Mit Absicht reihen wir die Symptome einer Gefühlsverstimmung nicht unter Depression ein, wenngleich sich viele Borreliose-Erkrankte deprimiert fühlen. Sie empfinden einerseits Hilf- und Mutlosigkeit sowie Ausgeliefertsein als Schicksal, das ihnen Ärzte, Krankenkassen, Arbeitgeber, Berufsgenossenschaften aber auch Freunde und Familienmitglieder beibringen, die ihre Beschwerden nicht ernst nehmen. Zu beobachten sind aber auch eine tiefe Traurigkeit, niedergedrückte Stimmung, Aggression und das Schwinden der natürlichen Liebenswürdigkeit, für die es kaum andere Erklärungen gibt, außer, dass diese Traurigkeit eine Fehlschaltung des Gehirns ist, erzeugt durch Borrelien, Neurotoxine und/oder Antikörper. Nur wenige Therapeuten machen sich darüber Gedanken.

Wundgefühl über den Rippen
(siehe Seite 38, Herzbeutel-Entzündung)

Zittern, Taubheit, Brennen
(siehe Seite 51, Neuroborreliose)

Fehl- und Verlegenheitsdiagnosen

„Es gibt bei der Borreliose an Symptomen nichts, was es nicht gibt" umschrieb bereits 1997 Dr. Dr. Jozef Rakicky, Chefarzt der Rehaklinik Flechtingen, die verwirrende Vielfalt. Seit einiger Zeit gilt Borreliose selbst in Medizinischen Fachzeitschriften als „Chamäleon" unter den Krankheiten. Ohne Stichwort „Zeckenstich" allerdings ist der Patient auf die Kreativität seines Arztes angewiesen, um nicht in die Schublade der psychisch Kranken geschoben zu werden. Die so genannten Allgemeinbeschwerden am Beginn einer Borrelieninfektion täuschen über die wahre Ursache hinweg. Zudem ist die Symptomatik durch schnelle Wechsel gekennzeichnet, ein Kommen und Gehen der Beschwerden, die dazu verleiten können, den Patienten als eingebildeten Kranken abzustempeln, was nicht selten geschieht. Davon mehr.

Die nachstehende Auflistung kann nicht komplett sein, weil sie sich durch Vorerkrankungen und Begleitsymptome verändern und ergänzen kann. Fehlende Diagnosen sollten jedoch hellhörig machen.

Diagnose Arthritis, Gelenkrheuma, Polyarthritis, Bursitis

Bei Muskelschmerzen, Gelenkschwellungen und -ergüssen, Schleimbeutel-Entzündungen sowie Entzündungen kleiner Gelenke tippen Ärzte ohne Kenntnis eines Zeckenstichs fast automatisch auf Arthrose. Die Symptome verführen dazu. Außerdem: Arthrose ist wesentlich häufiger als Borreliose. Nachträglich empfindet man es als unglaublich: Aber selbst beim Nichtvorhandensein typischer Laborparameter, die für Rheuma sprechen könnten, können Borreliose-Kranke in Rheumakliniken landen, wo sie akut und noch Monate danach mit Kortison und magenbelastenden Rheumamitteln therapiert werden, ohne dass sich ein Erfolg zeigt.

Es sind auch Fälle bekannt, wo ein Kniezguss in Unkenntnis der Borreliose fünfzehnmal ohne dauerhaften Erfolg punktiert wurde, bis man dem Patienten schließlich einen Teil des Gelenkflüssigkeit produzierenden Gewebes operativ entfernte. Zwar können moderne bildgebende Untersuchungen eine Arthrose ausschließen, aber so ein bisschen Verschleiß hat schließlich jeder jenseits des 30. Geburtstags.

Diagnose Bandscheibenvorfall

Entzündliche Vorgänge an Nerven und Nervenwurzeln (Neuritiden) erzeugen unerträgliche Schmerzen, die einen Bandscheibenvorfall imitieren. Weil aber ein beträchtlicher

Teil der Bevölkerung Bandscheibenvorfälle ohne klinische Beschwerden aufweist, ist es wichtig, vor Ansetzen des Skalpells die richtige Diagnose zu stellen. Auch hier helfen heute bildgebende Untersuchungen (MRT), einen wirklichen Bandscheibenvorfall von der alleinigen Schmerzsymptomatik zu differenzieren. Das sind die großen Vorteile, die sich seit der Erstauflage dieses Buches ergeben haben.

Diagnose: Bindehaut-Entzündung

(siehe Seite 34, Augen)

Diagnose: Gefäßverschluss

Lebensgefährliche Thrombose lautete die Diagnose, um innerhalb von einer Stunde für mehrere Tage in einer Venenklinik zu verschwinden. Eine wichtige Reise musste abgesagt werden. Ein Fest fand ohne die Hausherrin statt. Und alles nur wegen diagnostischen Stocherns eines Darmstädter Sportarztes, der eine Erklärung für Muskelschmerzen am Bein suchte.

Dies ist zwar ein Fall aus grauer Vorzeit, Anno Domini 1985. Just an der gleichen Borreliose-Patientin wiederholte sich Anfang 2006 in der gleichen Klinik dieser Verdacht. Der große Zeh schmerzte, er wurde abwechselnd blau, weiß und wieder durchblutet. An seiner Unterseite hatte sich ein roter Fleck gebildet. Die Patientin konnte sich nach einer ambulanten Durchflussmessung nur noch „auf eigene Gefahr" selbst entlassen, um einer risikobehafteten Kontrastmitteluntersuchung zu entgehen. Versorgt mit Heparin-Bauchspritzen und Aspirin zur Blutverdünnung wurde ihr Lebensgefahr suggeriert. Der Hausarzt tippte allerdings auf ein „durch Borreliose getriggertes Raynaud-Syndrom", wobei sich Gefäße krampfartig zusammenziehen und lösen. Nach wenigen Tagen antibiotischer Borreliose-Therapie lösten sich die Verschlusskrämpfe in Wohlgefallen auf. Kostenpunkt für die Private Krankenkasse: über 600 Euro.

Diagnose: Hirnhautentzündung

(siehe Seite 51, Neuroborreliose und Seite 35, Gehirn)

Diagnose: Hornhautentzündung

(siehe Seite 34, Augen)

Diagnose: Karpaltunnelsyndrom

Dabei handelt es sich um eine Verdickung der Querbänder an der Hohlhand, die dadurch den darunter liegenden Raum für Gefäße und Nerven einengen und somit die Blut- und Sauerstoffversorgung des Nervs „Nervus medianus" negativ beeinträchtigen. Besonders nachts und nach körperlicher Arbeit verstärken sich Missempfindungen bis hin zu Schmerzen und Lähmungen an Daumen und den ersten drei Fingern, insbesondere bei der Krümmung. Der Patient wacht auf, schüttelt die Hand und erreicht dadurch eine kurzfristige Linderung der Beschwerden. Die Therapie ist vielfältig. Sie kann lokal mit einer Kortisonspritze oder operativ durch Durchtrennung des verdickten Querbandes durchgeführt werden.

Borreliose kann auch diesen „Nervus medianus" betreffen, durch Nervenschmerzen ein Karpaltunnelsyndrom imitieren und so zu einer falschen Behandlung bis hin zur unnützen Operation führen. Erschreckend: Bei Borreliose-Vorträgen treffen wir immer mehrere Menschen mit operierten, schlecht funktionierenden Händen.

Diagnose: Kiefergelenkentzündung

Wer geht schon zum Internisten, wenn das Kauen im Kiefergelenk schmerzt? Diese Schmerzen können so stark sein, dass man kein Stückchen Brot abbeißen kann und sich auf Bananen und Brei beschränken muss.

Die Zahnarztpraxen kennen diese Symptome hauptsächlich von Patienten, die nachts ihre Probleme durchkauen und mit den Zähnen so stark knirschen, dass sich die Mundwerkzeuge abschmirgeln. Stehen tatsächlich psychische Belastungen im Hintergrund dieser Symptome, ist der Gang zu einem Psychologen angebracht. Doch erst will der Zahnarzt noch etwas verdienen, indem er eine Aufbeißsperre anfertigt. Die löst zumindest das mechanische Problem, indem sie verhindert, dass sich die Zähne beim nächtlichen Kauen aneinander reiben. Aus der Psychologie sind Fälle bekannt, wo derart am Zähneknirschen gehinderte Patienten instinktiv begannen, die Zunge gegen den Gaumen zu pressen und darauf mit Schmerzen in der Zungenmuskulatur reagierten.

Entspringt die Kiefergelenkentzündung aber der Borreliose, helfen weder Entspannungsübungen noch psychologische Hilfe und erst recht keine Aufbeißsperre, sondern nur antibiotische Therapie.

Diagnose: Multiple Sklerose (MS)

Einige der Borreliose-Symptome (Lähmungen, Sensibilitätsstörungen) verführen dazu, an eine MS zu denken. Auch die für beide Erkrankungen typischen weißen Flecken im

Gehirn, die im Kernspintomogramm Entzündungsherde anzeigen, verwirren. Letztlich kann aber eine Untersuchung des Nervenwassers (Liquor) das eine vom anderen unterscheiden. Tragisch: Es ist möglich, an Borreliose und Multipler Sklerose gleichzeitig zu erkranken.

Den Autoren sind mehrere Fälle bekannt, wo sich eine Multiple Sklerose – bereits nach Berentung und Entlassung in den Rollstuhl – als Borreliose herausstellte. Diese Menschen standen aus dem Rollstuhl auf, fingen wieder an zu wandern und zu tanzen, wenngleich sie auch von Zeit zu Zeit von Borrelioseschüben zur Bescheidenheit gezwungen werden. Allerdings wurde 2005 im Deutschen Ärzteblatt diskutiert, ob Multiple Sklerose nicht doch ihre Ursache in einem Zeckenstich haben könnte.

Diagnose: Regenbogenhautentzündung

(siehe Seite 34, Augen)

Diagnose: Sehnenscheidenentzündung

Dieser häufige Überlastungsschmerz durch falsches Greifen oder kraftvolles Hantieren mit Händen und Unterarmen kann tatsächlich vom falschen Einschätzen von Lasten und Kräften kommen. Wenn solche Schmerzen ohne mechanische Begründung auftreten und auch nach Ruhigstellung nicht vergehen, können sie ein Hinweis für eine aktive Borreliose sein.

Diagnose: Sarkoidose

Die systemische Erkrankung unbekannter Ursache mit verstärkter zellulärer Immunaktivität in verschiedenen Organen wird mit Kortison therapiert. Einer Patientin sollte in der Uniklinik Leipzig schon der große Zeh amputiert werden. Alle körperlichen Untersuchungen, Labortests, Röntgen und Ultraschall verliefen negativ.

Erst die Histologie einer Zehenbiopsie (Gewebeuntersuchung) und die positive Serologie auf Borrelia-Antikörper ergaben die richtige Diagnose: Lymphadenosis cutis, geschwürige, aus Lymphozyten bestehende Tumore, die eigentlich überwiegend an Ohrläppchen, Nase, Stirn und Brustwarzen als typisch für eine Borreliose gelten. Nach einer dreiwöchigen Ceftriaxon-Therapie kam es zur kompletten Ausheilung.

Verlegenheitsdiagnose mit schlimmen Folgen

„Das ist psychosomatisch!"

Häufig, sehr häufig verhärten sich Leidenswege durch die Fehldiagnose, die Beschwerden seien psychosomatisch, also durch seelisch-körperliche Wechselwirkungen erzeugte Fehlschaltungen. Selbstverständlich ist das möglich. Aber genauso möglich ist – und das ist wissenschaftlich bewiesen – dass eine Infektion Ursache eines psychischen Geschehens sein kann. Weil die Vielzahl der psychiatrischen Erkrankungen nicht klar von einander abgrenzbar ist, sind Psychologie und Psychiatrie nicht in der Lage, eine wissenschaftlich einwandfreie Diagnose zu stellen.

Die Einbeziehung einer Infektion wird in der Regel vernachlässigt. Zitat: „Nahezu alle körperlichen Erkrankungen und Schädigungen können, indem sie direkt am ZNS ablaufen oder seine Funktion indirekt beeinträchtigen, zu organischen Psychosyndromen führen…". (Quelle: Organische Ursachen von Infektionskrankheiten, Th.v. Uexküll, Verlag Urban & Schwarzenberg, 1996) Zitat: „Borreliose kann jede Art psychischer Störungen bei Neuroborreliose verursachen." (Quelle: Psychische Erkrankungen, Berger, Verlag Urban & Fischer, 2004) Zitat: „Psychische Erkrankungen, Klinik und Therapie sind der häufigste Grund für Erwerbsunfähigkeits-Renten". (Quelle: Deutsches Ärzteblatt 102, 2005, Ausgabe 50, Seite A-3482) Zitat: „Fehltherapien mit Schmerzmitteln und Psychopharmaka können unter bestimmten Voraussetzungen zum Tode führen." (Quelle: Categories with the largest number of deaths, The Pharmacological Basis Of Therapeutics, Pergamon Press, New York, 2006)

Suizidversuche

Aus den Selbsthilfegruppen ist bekannt, dass jedes Jahr Menschen mehr oder weniger erfolgreich versuchen, ihrem Leben ein Ende zu setzen, weil ihre Borrelioseschmerzen von Arzt und Familie nicht geglaubt, sondern lediglich mit Psychopharmaka und Antidepressiva beschwichtigt werden. „Diese Medikamente als chemische Zwangsjacke heilen keine Infektionskrankheit, sondern lähmen den Gesundungswillen des Patienten. Sie sind eine Verlegenheitslösung, die nur übergangsweise, niedrig dosiert und in Übereinstimmung mit dem Patienten erfolgen darf". (Dr. med. W.F. von Lerber-Good, Schweiz) Der Borreliose Bund Deutschland e. V. macht seit 2006 mit seinem „Manifest gegen psychosomatische Verharmlosung der (Neuro)-Borreliose", aus dem hier mit freundlicher Genehmigung zitiert wurde, auf diesen Missstand der Infektiologie aufmerksam.

Diverse Diagnosen

Und auch diese einzelnen Borreliose-Symptome lenken den Diagnostiker erst einmal in eine andere Richtung:
»   migräneartige Kopfschmerzen,
»   Fibromyalgien,
»   das viel bemühte HWS (Halswirbelsäulen)-Syndrom,
»   Schwindelattacken und Sehstörungen,
»   Lähmungen wie bei einem Schlaganfall,
»   Herzrasen, starkes Herzpochen,
»   starkes Schwitzen wie in den Wechseljahren,
»   Wesensveränderungen wie bei psychischen Krankheiten,
»   starker Gewichtsverlust wie bei Magersucht,
»   Gefäßverschlüsse wie bei einem Schlaganfall,
»   chronisch venöse Insuffizienz.
(siehe auch Seite 159ff., Schicksale)

Das Symptom-Tagebuch

Die unglaubliche Vielfalt der Symptome, ihr Zusammentreffen und manchmal schnelles Wechseln von einem Körperteil auf das andere, muss schriftlich in einem Symptom-Tagebuch festgehalten werden, weil man sie vergisst, sobald sie vergehen oder von einem schmerzhafteren überdeckt werden. Hilfreich ist auch, sich Kürzel für die Schwere der Beschwerden (zum Beispiel von leicht, erträglich, sehr schmerzhaft bis unerträglich) anzueignen. Hinzu kommen Hinweise über Änderungen, auch Verschwinden, der Beschwerden, Körpertemperatur am späten Nachmittag sowie symptombezogene Verlautbarungen Außenstehender, zum Beispiel Zahnarzt, Augenarzt, Masseur. Wer für sich persönlich, für den Arzt oder Gutachter auf übersichtliche Dokumentation seiner Beschwerden angewiesen ist, dem sei das jährlich neu erscheinende „Borreliose-Jahrbuch" (Verlag BOD, Norderstedt) mit integriertem Symptom-Tagebuch als Kalendarium und aktuellem Borreliose-Wissen angedient.

Typisch für Borreliose ist das Aufflackern oder Verstärken der Symptome im Vier-Wochen-Rhythmus. Weil dieser Zeitraum in etwa dem Lebenszyklus der Borrelien entspricht, lässt sich daraus die Anwesenheit lebender Keime ableiten.

Freilich darf man sich nicht hinreißen lassen, jeden quer liegenden Pups aufzuzeichnen oder sich Symptome aus diesem Buch anzulesen. Nur die Wahrheit bringt weiter. Denn eine Vielzahl der Symptome müssen/können – abgesehen von der antibiotischen Grundtherapie – zusätzlich diagnostiziert und behandelt werden. Und manche Menschen haben außer Flöhen auch Läuse.

Neuroborreliose

Verursachen Borrelien eine Entzündung vor allem der Gefäßwand im zentralen und peripheren Nervensystem, spricht man von Neuroborreliose. Sie äußert sich durch Störungen der verschiedensten Funktionen des Gehirns, des Rückenmarks und der peripheren Nerven. Die Kombinationen sind so vielfältig, dass sie im Einzelnen nicht alle genannt werden können.

Blut-Hirn-Schranke
Neurologische Manifestationen der Lyme-Borreliose werden zum Teil der Tatsache zugeschrieben, dass Borrelia burgdorferi die Blut-Hirn-Schranke (BHS) überwindet und in das Zentrale Nervensystem (ZNS) eindringt. Wie es gelingen kann, dass die Spirochäte die dichte plättchenartige Innenauskleidung der Gefäße (Endothelzellen) durchdringt, versuchte ein Modell der Johns Hopkins University School of Medicine, Baltimor, zu erklären.

Normalerweise verhindern die Endothelzellen des menschlichen Hirns ein Eindringen von Erregern. Beim Angriff von Borrelia burgdorferi bilden sich jedoch aktivierende Substanzen, die zu einer kurzfristigen Instabilität der dichten Verbindungsproteine führen, was ein Eindringen der Spirochäte ermöglicht. (Quelle: Dennis Grab et al. Infect Immun 2005 Feb; 73(2): 1014-22)

Stellvertretend für das Stadium I sind Kopfschmerzen zum Teil mit Lichtscheu, Brechreiz, Nackensteifigkeit, Müdigkeit und Reizbarkeit. Im Stadium II sind es insbesondere durch eine sich weiter entwickelnde Entzündung verursachte Lähmungen der einzelnen Hirnnerven: Gesichtsnervlähmung, Doppelbilder, Hörstörung, Gleichgewichtsstörung bis hin zu einer echten globalen Gehirnentzündung mit komaähnlichen Zuständen. Wenn das Rückenmark betroffen ist, kann es zu Querschnittslähmung mit schweren Störungen der Mastdarm- und Blasenfunktion kommen. Bei solch gravierenden und deutlichen Symptomen ist heutzutage kaum zu befürchten, dass die entsprechenden Spezialisten (Neurologen) keine Untersuchung auf Borrelien durchführen.

Diagnostische Probleme

Beim Verdacht auf eine Neuroborreliose schicken die meisten Ärzte den Patienten zu einem Neurologen. Und damit beginnt oft ein Dilemma ungeahnten Ausmaßes, denn Neurologen sind nicht weniger laborgläubig als Internisten und Allgemeinärzte. Sie allerdings sehen weniger aufs Blut als auf den Liquor, das Nervenwasser.

Obwohl immer häufiger Autoren dazu stehen, dass ein negativer Antikörper-Befund im Liquor eine Neuroborreliose nicht ausschließt, scheitern Therapien daran. Die bessere Empfehlung lautet: Blut und Liquor gleichzeitig entnehmen und untersuchen. Die frühere Gabe von Antibiotika kann möglicherweise die Produktion von Antikörpern verhindern.

Es muss jeder selbst entscheiden, ob er sich eine Lumbalpunktion gefallen lässt. Der Eingriff ist zwar relativ ungefährlich, aber das Resultat zweifelhaft, denn Antikörper schwimmen nicht gleichmäßig verteilt im Liquor, sondern grüppchenweise. Sie ausgerechnet in drei bis fünf Milliliter entnommenen Nervenwassers zu fangen, grenzt an Lotterie. Insider bestätigen, dass diese Diagnostik nur der Wissenschaft dient, denn die Therapie einer Neuroborreliose ist die gleiche wie die einer Nicht-Neuroborreliose.

Schreckgespenst Lumbalpunktion

Die Abnahme des Liquors ist weniger schmerzhaft, als man sich das vorstellt. Wer will, erhält eine lokale Betäubung an der Einstichstelle zwischen dem dritten und vierten oder vierten und fünften Lendenwirbel. Dazu sitzt man und krümmt den Rücken wie eine Katze, damit sich der Zwischenwirbelraum vergrößert. Die hohlen Punktionsnadeln sind heute dünner denn je. Damit sticht der Arzt durch den Zwischenwirbelraum in den Rückenmarkskanal. Das ist eine Sache von Sekunden. Früher musste man danach 24 Stunden Bettruhe halten; heute hält man damit hauptsächlich Privatpatienten in der Klinik fest. Sollten Kopfschmerzen auftreten, hilft augenblickliches Flachlegen. Komplikationen sind wie bei allen Körpereingriffen möglich, z. B. Infektionen und Blutungen durch Verletzung eines Blutgefäßes. Wer Gerinnungsmittel einnimmt, sollte die Liquorentnahme verweigern. Ebenfalls kann vorhandener Hirnhochdruck zu Komplikationen führen. Dicke Menschen mit Speckpolstern stellen die ärztliche Kunst auf eine besondere Probe.

Das Zytokin CXCL13 (BLC) – ein früher Liquor-Marker für Neuroborreliose?

Auf dem Borreliose-Kongress in Wien 2005 wurde dieses Hoffnungslicht für eine frühe Neuroborreliose-Diagnostik angezündet.

Die Diagnose der klinisch verdächtigen Neuroborreliose (NB) basiert üblicherweise auf dem Vorkommen lymphozytärer Pleozytose (erhöhte Zellzahl in Liquor) und Borrelia-burgdorferi-Antikörpern im Liquor. Jedoch kann die Antikörperproduktion in der frühen Phase der Krankheit noch fehlen und die antibiotische Therapie muss oft begonnen werden, ehe die Ergebnisse des Antikörperindex vorliegen. Deshalb wären schnelle Liquormarker für Neuroborreliose wünschenswert.

In einer aktuellen Studie fand sich das Chemokin CXCL13 (BLC – ein Botenstoff des Immunsystems) als ein weiterer diagnostischer Liquormarker für die akute Neuroborreliose. Während der ELISA zeigte, dass BLC in allen Liquorproben von NB-Patienten erhöht war, wurde es bei Patienten mit nichtentzündlichen neurologischen Krankheiten nicht gefunden. Die Entdeckung, dass diese stark erhöhten BLC-Werte in jeder ersten Liquorprobe von NB-Patienten beobachtet wurden, spricht für einen vermeintlichen frühen Marker. Bei Redaktionsschluss gab es noch keine Bestätigung in einer prospektiven Studie, weshalb der Transfer in die Routinediagnostik noch nicht möglich war.

Problematischer können nichtentzündliche, milde (blande) einhergehende Krankheitsverläufe sein, wo die bereits erwähnten Nervenschmerzen nur ein Körperareal betreffen oder oft bandscheiben- oder ischiasähnliche Schmerzen imitieren können (siehe Seite 45, Fehldiagnosen).

Ein Gefühl wie Alzheimer

Der Abfall der geistigen Leistungsfähigkeit, chronische Müdigkeit, Konzentrationsstörung, chronische Kopfschmerzen, Gereiztheit und psychische Auffälligkeiten, die oft nur die Umgebung merkt und mildtätig verschweigt, können weitere Symptome insbesondere im chronischen Stadium der Borreliose sein. Anfangs merkt nur der Betroffene selbst, dass ihm Wörter nicht einfallen, dass er sich beim Satzbau verhaspelt oder sich plötzlich an einem Ort befindet, den er im ersten Moment nicht lokalisieren kann. „Spinne ich? Wenn ich das meinem Arzt erzähle, schickt er mich in die Klapse!"

Nicht immer werden solche Symptome von mehr oder weniger ausgeprägten Auffälligkeiten im EEG (Elektroenzephalogramm) begleitet. Auch finden sich bei der Messung der Nervenleitgeschwindigkeiten isolierte oder generalisierte Störungen in der Leitungsfähigkeit der einzelnen peripheren Nerven.

Innerhalb des zentralen oder peripheren Nervensystems kann bei einer Neuroborreliose jegliches System betroffen sein. Deshalb muss bei begründetem Verdacht auf eine Beteiligung des Nervensystems an einer Borreliose gezielt nach isolierten Störungen – zum Beispiel der Hörbahn, der Sehbahn, der sensiblen Bahn, der motorischen Bahn, der Gleichgewichtsfunktion – gesucht werden. Eine solche Suche setzt spezielle Kenntnisse und Ausstattung voraus.

Man weiß viel und doch wenig

Prof. Dr. med. Hubertus Kursawe, Chefarzt der Neurologischen Abteilung im St. Josefs-Krankenhaus, Potsdam, berichtete 2002 über schon als sensationell zu bezeichnende

Heilungserfolge bei Neuroborreliose im Früh- wie auch im Spätstadium. Aus retrospektiver Sicht und unter dem Eindruck jährlich stattfindender Arzt-Patienten-Veranstaltungen im Westpfalz-Klinikum, Kaiserslautern, ergeben sich Zweifel an einer Heilungsrate bei Neuroborreliose von 95 Prozent. (Quelle: Prof. Dr. med. Hans-Walter Pfister, 2005) Es fehlt einfach die Unterscheidung zwischen einer frischen, frühen, einer akuten späten und einer Borreliose im chronischen Spätstadium.

Bedauerlicherweise zitieren die 2002 herausgegebenen und Ende 2005 (ohne empfohlene Mitwirkungsmöglichkeit von Patienten) scheinaktualisierten Leitlinien (eine Art Behandlungskorridor für Ärzte) diagnostische und therapeutische Aussagen aus 1995 und früher. Noch immer, so Prof. Pfister 2005 in Kaiserslautern, sei unklar, ob man mit 200 oder 300 Milligramm Doxycyclin therapieren soll und was die optimale Therapiedauer sei. Eine gesicherte Neuroborreliose beinhalten Serologie, PCR und Kultur und Neuroborreliose sei mit Serologie ganz einfach zu diagnostizieren. Schön wär's.

Prof. Dr. med. Johannes Treib, Chefarzt der Neurologischen Klinik, Westpfalz-Klinikum, hingegen bezeichnet den ELISA als „ungenauen" Suchtest, den Westernblot als den etabliertesten. PCR für Liquor sei nach wie vor nicht hundertprozentig, die Treffsicherheit bei akuter Neuroborreliose liege nur bei 20 bis 25 Prozent. Die Kultur aus Liquor gelinge in weniger als zehn Prozent; aus Gelenkpunktat nur ausnahmsweise.

Die nachstehende Einteilung der Neuroborreliose in Stadien sollte man, ähnlich wie bei der Nicht-Neuroborreliose, nicht statisch sehen.

Stadium 1

» Noch keine neurologischen Symptome,
» schmerzhafte Missempfindungen um das Erythema migrans sind häufig Entzündungen der Haut, die noch nichts mit dem Nervensystem zu tun haben,
» grippeähnliche Symptome wie Kopfschmerzen.

Wenn diese Beschwerden trotz Bettruhe und Symptombehandlung nicht abheilen, sondern sich verstärken, sollte der Arzt an eine Neuroborreliose denken.

Stadium 2

Bei ungefähr 15 Prozent der Patienten entwickeln sich Symptome, die der Neurologe als Meningoradikuloneuritis (Garin-Bujadoux-Bannwarth-Syndrom) bezeichnet. Diese Erkrankung äußert sich meist dreigeteilt.

» Die aseptische Meningitis, eine nicht durch Keime ausgelöste Entzündung der Hirn- und Rückenmarkhäute, beginnt oft mit starken Kopfschmerzen am Hinterkopf, Nackenschmerz, Lichtscheu und Übelkeit. Die Diagnose erfolgt über den Liquor, wobei spezifische Antikörper und Banden in der frühen Krankheitsphase oft fehlen.

» Die kraniale Neuritis, eine den Kopf betreffende Nervenentzündung, kommt mit einer ein- oder beidseitigen Gesichtslähmung einher.

» Die Radikulitis, entzündete Rückenmarkwurzeln, zeigt sich mit ausgeprägten Schmerzsymptomen und Lähmungserscheinungen der Gliedmaßen, mit starker Asymmetrie und Dominanz auf der Stichseite. Die Patienten leiden vorwiegend nachts unter quälenden, brennenden, stechenden Schmerzen, Missempfindungen und verstärkter Kälteempfindlichkeit.

Bei einigen Verlaufsformen kommt es zu Paraparesen (unvollständige Lähmungen), Blasenstörungen, des weiteren ringförmigen Sensibilitätsstörungen, die sich auch als herabgesetzte Empfindungen von Schmerz und Berührungsreizen äußern. Patienten berichten von leichten Gedächtnis- und Konzentrationsstörungen. Es gibt Fälle von Psychosen, Halluzinationen, Störungen der geistigen und körperlichen Motorik. Epileptische Anfälle gelten als Rarität. Sehr selten sei auch eine Borrelien-Myelitis, wobei sich das Rückenmark entzündet.

Stadium 3

Zu den Beschwerden des Stadiums 2 kann sich die Schädigung des Gehirns nun mit zusätzlichen Symptomen ausdrücken wie:

» chronische Müdigkeit,

» Erschöpfungszustände,

» Gedächtnisstörungen,

» Schlafstörungen,

» fehlgedeutete Depressionen, die häufig überflüssigerweise zum Psychiater führen.

(Quelle: MMW Fortschritte der Medizin, Nr. 22/2002, Verlag Urban & Vogel)

Bleibende Symptome (Lyme-Enzephalopathie)

Selbst nach Ausheilen der akuten Borrelieninfektion leiden manche Patienten unter chronischen Beschwerden wie Müdigkeit, Erschöpfung, Konzentrationsstörung, Schlafstörung und anderen, ohne dass im Nervenwasser (Liquor) Antikörper gegen Borrelien zu finden sind.

Gabapentin zur Behandlung chronischer Nervenschmerzen

10 bis 15 Prozent aller Patienten mit Neuroborreliose klagen über chronische Nerven-

schmerzen. Ein deutsches Forscherteam untersuchte die Wirkung von Gabapentin an Patienten nach einer intravenösen Rocephin-Therapie. Gabapentin ist ein Wirkstoff, der als orales Mittel (zum Beispiel Neurontin®) gegen Epilepsie und Nervenschmerzen da eingesetzt wird, wo übliche Schmerzmittel versagen.

Bei der Pilotstudie erhielten zehn Patienten anfangs 300 Milligramm pro Tag. Im Laufe von vier bis zwölf Wochen wurde die Dosis je nach Wirksamkeit und individueller Toleranz bis auf 500 bis 1 200 Milligramm erhöht und aufrechterhalten, bis die Schmerzen nachließen und dann über Wochen schrittweise reduziert. Bei aufflackernden Symptomen wurde die Dosis wieder erhöht. Die Therapie dauerte zwischen ein und zwei Jahren.

Resultat

90 Prozent der Patienten gaben eine Besserung ihrer vorher als kriechend und brennend bezeichneten Schmerzen an sowie einen positiven Effekt auf ihre Stimmung. 50 Prozent berichteten von mehr Qualität in ihrem Gesundheitsempfinden und im Schlaf. Die durchschnittliche Dosis, um den Schmerz vollends auszuschalten, lag bei 700 Milligramm. (Quelle: Technische Universität München, Dermatologie. Autoren: S. Weissenbacher, J. Ring, H. Hofmann)

Hier irren viele Gutachter

Abgesehen von den bekannten Problemen in der serologischen Borrelien-Antikörperbestimmung, die in anderen Kapiteln abgehandelt werden, muss eindeutig festgestellt werden, dass es auch so genannte diffuse Gehirnfunktionsstörungen (Enzephalopathien) geben kann, die als Folge einer Borrelienerkrankung auftreten können und keinesfalls mit Borrelienantikörpern im Nervenwasser begleitet werden müssen. Diese Möglichkeit wird oft von Gutachtern ignoriert oder übersehen, obwohl über sie in der wissenschaftlichen Literatur (Halperin J.J. et al. 1996 New Neurology) berichtet wird. Dies macht die Materie natürlich nur noch schwieriger, da umgekehrt nicht jede Müdigkeit und Konzentrationsstörung bei negativem Liquor als Borreliose bezeichnet werden kann. Die Diagnose einer Borreliose ist also immer ein Puzzle, das aus einzelnen Steinchen durch große Erfahrung und spezielle Kenntnis zusammen gefügt werden muss.

Neuropsychiatrische Manifestationen

Seit der Entdeckung der Ursache der Syphilis im vorherigen Jahrhundert ist Psychiatern bekannt, dass ausgeprägte psychiatrische Störungen durch eine Infektion des zentralen Nervensystems verursacht sein können. Auch Lyme-Borreliose kann neben körperlichen Schmerzen mit unterschiedlichen psychischen Beschwerden wie Wahrnehmungsstörungen, Persönlichkeitsveränderungen und kognitiven Fehlleistungen einhergehen. Viele späte Patienten sprechen von Wortfindungsstörungen, von der Unfähigkeit, sich zu konzentrieren, von „Löchern im Gedächtnis". Fehlen dann dem Diagnostiker eindeutige Laborparameter, werden die Beschwerden oft schnell auf „psychosomatisch" geschoben.

Im Zweifel ist es psychosomatisch!

Es sind Neurologen (vorwiegend in den neuen Bundesländern) bekannt, die eine antibiotische Therapie verweigern, solange sich Patienten nicht psychosomatisch untersuchen lassen. Ein Skandal. Aber auch in den alten Bundesländern passiert es, dass Patienten ohne eindeutige Serologie oder Liquorparameter ein „depressiver Grundkonflikt" angehängt wird. Im schlimmsten Fall erhalten sie gegen ihre Schmerzen nur bewusstseinsdämpfende so genannte Antidepressiva. Im Jahr 2005 beging ein junger Mann wegen unerträglichen Schmerzen und ohne Zuversicht auf Besserung Selbstmord.

Schicksals-Spiralen

Wie viele andere körperliche Krankheiten zermürbt auch eine lang anhaltende, zu spät erkannte Neuroborreliose die Persönlichkeit des Patienten. Hier ein besonders gravierendes Beispiel:

Lisa S., eine junge Mutter, geriet in einen Wirbel aus Schmerzen und Verzweiflung. Der Arzt schob ihre Muskelschmerzen auf schlechtes Gewissen, sich wegen ihrer Berufstätigkeit zu wenig um ihr Kind zu kümmern. Der Mann hieb in die gleiche Kerbe und redete ihr den Verdacht auf Borreliose aus. Ihre heimlichen Besuche einer Borreliose-Selbsthilfegruppe wurden ihr als „Sucht nach Krankheit" ausgelegt. Die Schwiegermutter drängte auf Scheidung und drohte mit dem Jugendamt, wenn sie sich nicht in psychiatrische Behandlung begebe. Sie verlor ihren Arbeitsplatz wegen häufiger Unzuverlässigkeiten, verbummelter Termine und Konzentrationsstörungen. Dadurch und durch die familiäre Stimmung fühlte sie sich als Versager und wurde aggressiv gegenüber Mann und Kind. Die zügellose Einnahme von Schmerz- und Schlafmitteln mündete in Tablettensucht und schließlich in einer Entzugsklinik, wo man auf Grund ihrer anhaltenden Schmerzsymptomatik eine Neuroborreliose diagnostizierte. Lisa S. wird zwar nie mehr beschwerdefrei sein, aber sie hat ihr Leben wieder im Griff mit Kind und Beruf, ohne Mann.

Bleibende Beschwerden (Spätmanifestationen)

Als Post-Lyme-Syndrom werden Beschwerden bezeichnet, die selbst nach erfolgreicher Heilung – Verblassen oder Verschwinden der meisten Symptome – verbleiben, sich auf- und abschwellend lindern, aber nie ganz verschwinden.

Antikörper

Als Beschwerden betrachten sie nur einige Ärzte, die glauben, man könne Antikörper „heruntertherapieren". Antikörpermengen sind ungeeignet, einen Therapieerfolg zu dokumentieren. Bei manchen Menschen reduziert sich die Zahl tatsächlich, häufig steigen sie nach einer antibiotischen Therapie erst richtig an, meistens bleiben sie als Souvenir ein Leben lang erhalten, selbst wenn sich der Mensch ganz gesund fühlt. Umgekehrt verweigern Ärzte trotz Borreliosebeschwerden eine Therapie, weil sie gefundene Antikörper als abgelaufene Erkrankung identifizieren, gegen die man sowieso nichts mehr machen könne.

Bedenklich war ein Fall aus dem Rhein-Main-Gebiet. Eine junge Frau fragte in der Telefonsprechstunde des Borreliose Bundes entnervt, ob sie wohl eine Infusionstherapie machen solle nach den vielen, vielen Tabletten vorher. Auf die Frage, welche Beschwerden sie denn noch habe, antwortete sie: „Keine, ich habe noch nie Beschwerden gehabt. Aber meine Laborwerte sind so schlecht!" Kommentar: Hier wurde nicht die Patientin, sondern ihr Laborwert therapiert.

Müdigkeit und Kopfschmerzen

Nicht zu verwechseln mit Schläfrigkeit, sondern eine Minderung der körperlichen Leistungsfähigkeit, eine Schlappheit, die keinen Anschluss zum vorherigen Leistungspotenzial erlaubt. Namhafte Ärzte berichten, dass es sich dabei um ein Symptom handelt, das – wie auch Kopfschmerzen – einer Genesung bis zu einem Jahr und länger hinterherhinken kann. Es ist nicht einfach, Patienten zu Geduld anzuhalten.

Gelenkschmerzen, Gelenkentzündungen

Röntgenologisch zeigen sich bei der so genannten Lyme-Arthritis oft klassische Befunde einer degenerativen Gelenkerkrankung und Verkalkungen an Sehnen, Menisken und Gelenkknorpeln. Angesichts „seronegativer" (Blut gleich Serum) Befunde besteht für den Patienten die Gefahr, dass klinische Symptome als Alterserscheinungen fehlgedeutet werden. Die oft als HWS-Syndrom pauschalierte Nackensteifigkeit kann einer Borreliose bedingten Verkrampfung und damit Verkürzung der Schulter- und Nackenmuskeln entspringen. Patientenzitat: Als ob ich zu kurze Hosenträger anhabe. Diese Beschwerden lassen sich durch krankengymnastische Dehnübungen mindern.

Herzprobleme

Erregungsleitungsstörungen, ein vergrößertes Herz, das so genannte Panzerherz (siehe Seite 38, Herzbeutelerguss) und andere Störungen können zu dauerhafter Einschränkung der Leistungsfähigkeit und zur Destabilität der Psyche führen.

Störungen am Nervensystem

Chronische Nervenleiden (Neuropathien) sind selten, aber lästig und behindernd und oft sehr schmerzhaft für den Betroffenen. Sie stellen so manchen Diagnostiker vor schwere Probleme, wenn etwa eine Osteoporose mit Wirbeleinbrüchen hinzu kommt und Schmerzmittel nicht mehr wirken. Was ist nun die Borreliose und was nicht?

Sensibilisierungsstörungen, Missempfindungen entwickeln sich manchmal schleichend. Vor allem entzündete Hautbereiche (Acrodermatitis chronica atrophicans) können sich mit brennenden Schmerzen melden. Muskelkrämpfe, abgeschwächte Muskeleigenreflexe oder leichte Lähmungen können ihre Ursache in einer durchgemachten Borreliose finden. Dauerhafte Gleichgewichtsprobleme führen zu scheinbaren Ungeschicklichkeiten beim Stehen, Gehen und Greifen.

Um keine mögliche „Borreliose-Phobie" (Mediziner-Slang) zu schüren, begrenzen wir die Zahl der Spätmanifestationen auf die typischsten Signale. Auch hier gilt aber: Es gibt nahezu nichts, was es nicht gibt.

Borreliose während der Schwangerschaft

Ob Borreliose in der Frühschwangerschaft häufig Fehlgeburten auslöst oder nicht, ist heute noch nicht feststellbar, weil in vorhandenen Studien (Williams und Kollegen, 1988, sowie Nadal und Kollegen, 1989) nur die lebend geborenen Kinder infizierter Mütter untersucht wurden und nicht die abgegangenen Feten. Grundsätzlich ist aber bekannt, dass Borrelien durch die Placenta auf das Kind übergehen, wo sie in Gewebe, Gehirn, Leber und Herz feststellbar waren. Der Zusammenhang zwischen Borreliose und plötzlichem Kindstod wird konträr diskutiert. Bis heute gibt es keine Beweise pro oder contra.

Borreliose durch Geburt?

Dr. Satz beruhigt in seinem Patientenratgeber (1997), dass auch nach seinen Recherchen das Kind im Mutterleib nicht an Borreliose erkrankt, selbst wenn die Mutter in der Frühphase ihrer Schwangerschaft an Borreliose erkrankt. Umgekehrt mehrt sich innerhalb der Selbsthilfe der dringende Verdacht, man habe die Borreliose bereits im Mutterleib erfahren. Prof. H.-I. Huppertz, Prof.-Hess-Kinderklinik, Bremen, ließ 2005 verkünden, dass sich Borrelien nicht von der Mutter auf das ungeborene Kind übertragen ließen. Prof. Volker Brade, Mikrobiologisches Institut der Uniklinik Frankfurt am Main, räumte hingegen auf der gleichen Veranstaltung in Kassel-Obervellmar ein, dass man Borrelien in der Placenta gefunden habe. 2006 wurde bekannt, dass eine nahezu geheim laufende Studie herauszufinden versucht, ob Borrelien in Sperma zu isolieren seien und sich auf diesem Weg auf Mutter und Kind übertragen lassen.

Therapie während der Schwangerschaft

Eine Reihe Antibiotika können eine Schwangerschaft negativ beeinflussen und zur Schädigung der Frucht führen. Deshalb ist es dringend notwendig, die Beipackzettel aller verordneten Medikamente sorgfältig durchzulesen.

Bei Redaktionsschluss waren bei folgenden Antibiotika keine Fruchtschädigungen bekannt:

» Erythromycin in Dosierungen von 800 bis 1 000 Milligramm alle acht Stunden für ein bis zwei Wochen,
» Amoxicillin in Dosierungen von 1 000 Milligramm und mehr alle sechs Stunden bis zu sechs Wochen oder 50 Milligramm pro Kilogramm Körpergewicht alle acht Stunden bis zur Dauer von drei Wochen,
» Cefuroximaxetil, wenn Amoxicillin versagt, Dosierungen möglich bis 1 000 Milligramm und mehr, alle zwölf Stunden bis zu sechs Wochen,
» Ceftriaxon (Rocephin),
» Cefotaxim (Claforan).

Bekannt sind schädigende Nebenwirkungen bei
» Tetracyclinen (Doxycyclin, Vibramycin, Supracyclin, Doxymerck),
» Azalide/Makrolide (Zithromax, Cyllind, Rulid).

Die Entscheidung über die anzuwendende Therapie muss auf jeden Fall vom behandelnden Arzt getroffen werden!

Borreliose bei Kindern

Während Erwachsene Zeckenstiche häufiger in den unteren Extremitäten erleiden, geschieht dies bei Kindern – wohl auf Grund ihrer geringeren Körpergröße – überwiegend im Kopf-Hals-Bereich und in den Achseln. Die meisten Nymphen werden am Hals, hinter dem Ohr, auf dem behaarten Kopf und am Haaransatz gefunden. Achtung: Nymphen sind im ungesogenen Zustand nicht größer als ein schwarzer Punkt.

Gefahr in Kindergarten und Schule

In der Regel werden Eltern, die in einem FSME-Risiko-Gebiet wohnen und deren Kindergartenkinder zu Waldtagen unterwegs sind, angehalten, die Kinder gegen FSME impfen zu lassen. Umgekehrt sind die wenigsten Kindergärtnerinnen während ihrer Ersten Hilfe ausgebildet worden, wie man Zecken entfernt. Die meisten sind der Meinung, sie dürften eine Zecke gar nicht entfernen sondern höchstens die abholenden Eltern darauf aufmerksam machen. Damit wird wertvolle Zeit verschenkt. Der Borreliose Bund Deutschland versucht seit Jahren, Kultusministerien zu bewegen, dass Kindergärtnerinnen und Lehrer entdeckte Zecken unverzüglich und sachgerecht entfernen.

Etwa 80 Prozent der betroffenen Kinder weisen das Erythema migrans auf oder ein Lymphozytom, am häufigsten am Ohr. Eine Meningitis und Fazialisparese erleiden etwa zehn Prozent. Bei zehn Prozent kommt es zu einer Arthritis.

Ende 1998 warnte das Robert-Koch-Institut (RKI) in Berlin seine ärztlichen Kollegen vor scheinbar unerklärlichen Fällen chronischer Gelenkentzündungen (Arthritiden) bei Kindern. Weil sich Kinder in der Regel an einzelne Zeckenstiche nicht erinnern, muss der Arzt schon auf die Idee kommen, nach Borreliose zu forschen. Selbst bei negativem Antikörpertest – so das RKI – müsse die Diagnose Lyme-Arthritis im Auge behalten werden.

In der Ambulanz der Medizinischen Hochschule Hannover fand man etwa fünf bis zehn Prozent der Arthritiden, mit denen Kinder und Jugendliche kommen, Borrelien bedingt. Als sicherer Nachweis empfiehlt sich auch hier ein hoher Spiegel von IgG-Antikörpern oder fünf und mehr IgG-Nachweisbanden im Westernblot-Immuntest. Allerdings bilden nur etwa 20 bis 50 Prozent der Kinder schon Antikörper aus, deshalb wird bei Vorliegen typischer Symptome auch ohne Serologie therapiert.

Symptome beim Baby und noch nicht sprechenden Kind

Alle unklaren Symptome können auf eine Borreliose hinweisen, besonders Apathie, Gesichtslähmung, Nackensteifigkeit, eine gespannte Fontanelle, grundloses Weinen, Schonhaltung, Ergüsse an (Knie-)Gelenken und Hautrötungen, die sich kreisförmig ausdehnen. Frage: Wie kommen Zecken auf ein Baby? Eltern lassen ihr Kind durchs Gras robben oder auf einer Decke im Gras schlafen. Zecken auf Hund und Katze wechseln beim Streicheln auf das Kind über.

Symptome beim sprechenden Kind

Wanderröte, Kopfschmerzen, Muskelschmerzen, Bauchschmerzen, Rückenschmerzen, Heiserkeit, Schonhaltung, Gelenkergüsse (häufig am Knie), Schlappheit, Abwesenheit, Persönlichkeitsveränderungen, Nackensteife, Entzündungen an Augen, Lymphknotenvergrößerung, Lichtempfindlichkeit, Hautveränderungen, nächtliches Schwitzen, Konzentrationsstörungen, Erbrechen, Lymphozytom. Häufig denken Eltern und Kinderärzte bei Kopfschmerzen zuerst an eine Migräne und erst dann an eine Borreliose.

Therapie

Auch für Babys und Kleinkinder gilt, dass sie bei diagnostizierter Borreliose schnellstmöglich mit Antibiotika behandelt werden müssen. Je früher die Therapie beginnt, umso größer sind die Chancen der vollständigen Heilung. Allerdings ist wie bei Erwachsenen Geduld nötig. Antibiotika stehen für Kinder in Saftform zur Verfügung. Je nach Alter werden z.B. 50 bis 75 Milligramm Amoxicillin pro Kilogramm Gewicht in drei Tagesdosen über zwei bis drei Wochen gegeben. Doxycyclin kann sich bei Kindern in den Knochen einlagern und Zahnverfärbungen hervorrufen und sollte daher erst ab einem Alter von 14 Jahren eingesetzt werden. Bei neurologischen Beschwerden kann auch eine intravenöse Therapie mit Ampicillin nötig werden.

Neuroborreliose

Sie äußert sich zu 55 Prozent als teilweise beidseitige Gesichtslähmung, zu 27 Prozent als Meningitis. (Quelle: Prof. Huppertz, Prof. Hess-Kinderklinik Bremen) Bekannt sind Erbrechen, Nackensteifigkeit und Kopfschmerzen und Arthritis (zu 70 Prozent am Kniegelenk). Zehn bis 20 Prozent dieser Erkrankungen widerstehen einer Antibiotikatherapie. In diesen Fällen wird in Bremen mit Rheumamitteln nachtherapiert.

Internet-Borreliose

Mediziner sind fantasievolle Menschen. 2004 kreierte das Internet-Forum „Facharzt.de", eine Art Stammtisch für frustrierte Mediziner, den unflätigen Begriff der „Kassenzecken" als Synonym für Kassenpatienten. 2006 dürfte das Unwort des Jahres unter Borreliose-Patienten die „Internet-Borreliose" gewesen sein.

Gemeint ist damit eine vermeintliche Borreliose, deren Symptome man sich aus dem Internet angelesen habe. Und dafür gebe es, so ein Rundgespräch der Kommission für Ökologie in München, „keine Heilung".

Daraus lernen wir, dass wir in Bezug auf das Arzt-Patient-Gespräch sehr sensibel, eher schweigsam mit dem Begriff Internet umgehen sollten. So manchem Arzt schwillt der Kamm, wenn ihn der Patient mit Halbwissen aus dem Internet den Schneid abkaufen will. Aber es gibt auch löbliche Ausnahmen, die sich mit Patienten auf gleicher Augenhöhe begegnen.

Trotzdem: Unergründlich ist das Internet. Angefüllt mit seriöser Information aber auch ungefilterter Laien-Verlautbarung sollte man sich der Quellen wohl bewusst sein. Über die Suchmaschinen verteilt sich jedwede Mitteilung, ob es sich nun um ernsthafte Kongressberichterstattung handelt oder um Versprechen von selbsternannten Wunderheilern. Auch die vermeintlichen Selbsterfahrungen seien mit Skepsis zu genießen, vor allem wenn gleich die passenden Produkte dazu angeboten sind.

Übers Internet laufen auch Neuigkeiten, die noch in keiner Zeitung standen. Nicht nur Journalisten schöpfen daraus, auch Patienten mit guten Englischkenntnissen. Dabei darf man nicht vergessen, dass Diagnostik und Therapie in den USA und anderen Kontinenten nicht unbedingt auf Borreliosen in Europa übertragbar sind.

Trotzdem birgt das Internet Segen und Vorteile, wenn man nach einer Borreliose-Selbsthilfegruppe in seiner Nähe sucht. Zwar verfügen nicht alle über einen Internetzugang oder eine E-Mail-Adresse, aber man kann zumindest eine Telefonnummer erfahren und eine Beratungszeit.

Borreliose-Forum

Dieses virtuelle moderierte Gruppentreffen Betroffener im Internet unter www.borrelioseforum.de wird vom Borreliose Bund Deutschland e. V. betrieben. Bei Redaktionsschluss waren über 6000 Besucher registriert, die ihre Fragen stellen oder auf Fragen antworten, sich im Chat treffen und diskutieren.

Was absolut nicht funktioniert, ist die Internetsuche nach einem Arzt oder einer Klinik, die sich mit Borreliose auskennen. Zwar tönen alle möglichen Stiftungen und Versicherungen über ihre angeblich lückenlosen Arzt- und Klinik-Suchportale. Die Borreliose fehlt so gut wie immer in diesen Verzeichnissen (siehe Seite 66, Arztsuche).

Die Suche nach einem Arzt

Borreliose ist eine Krankheit, die der Arzt dem Patienten glauben muss. Zwar setzt das Erythema migrans, wenn auch nur zu rund 60 Prozent, zu Beginn der Erkrankung ein optisches Signal.

Aber wer rennt schon wegen eines roten Rings oder Flecks zum Arzt und schon gar nicht, wenn man die Ursache nicht weiß? Auch ein abgerissener Zeckenleib, ein stecken gebliebener Zeckenkopf oder allein die Gewissheit, dass man eine saugende Zecke gesehen habe, erleichtern die Glaubwürdigkeit, um den Detektiv im Arzt zu wecken – allerdings nur, wenn er neugierig ist.

Niemand will Borreliose-Patienten

Seit dem Jahr 1999 verfolgen wir so genannte Arztsuch-Portale im Internet. Dahinter stehen nahezu alle gesetzlichen und privaten Krankenkassen, private Portalbetreiber und die gemeinnützige Stiftung Gesundheit. Zur Indikation Borreliose ließen sich auch bis Redaktionsschluss ganze fünf Praxen finden, zwei davon nur für Privatpatienten. Auch in Qualitätszirkeln, zu denen sich Ärzte innerhalb einer Region zusammenfinden, um eigentlich voneinander und miteinander lernen zu können, fehlt die Indikation Borreliose.

Absolut nichts Göttliches

Wie eine Ohrfeige wirkte die Absage des Gesundheitsrings Darmstadt e. V. im März 2004, eine berufliche Vereinigung aus 155 niedergelassenen Vertragsärzten und Ärztinnen, in deren „Mittelpunkt all unserer Bemühungen der Patient steht", aber für Borreliose habe man „keine Valenzen" mehr frei und man bitte, „künftig keine Einladungen zu Vorträgen über Borreliose zu senden." Armes Darmstadt. Armes Deutschland.

Es liegt nicht daran, dass der Begriff Borreliose nicht unter den Ärzten abgefragt würde, sondern dass sie sich einfach nicht melden, weil sie keine Borreliose-Patienten haben wollen. „Nehmen Sie mich bitte aus Ihrer Liste" hören Selbsthilfegruppen zuweilen, wenn sich Borreliose-Patienten bei einzelnen Ärzten häufen, von denen gute Erfahrungen berichtet wurden.

Das Resultat ist, dass gezielter Ärztetourismus entstand. Es sind vier bis fünf Stränge, die sich quer durch Deutschland ziehen. An ihren Endpunkten praktizieren eine Hand voll Ärzte, kritisch beäugt von Kollegen, Krankenkassen und Kassenärztlichen

Vereinigungen und vermutlich immer mit einem Fuß im Gefängnis, weil sie zwar kassenzugelassene Diagnostik und schulmedizinische Therapien durchführen aber an Patienten, die mangels positiver Serologie bei Kollegen als austherapiert oder als Hypochonder gelten. Zu Redaktionsschluss war einer dieser Ärzte gar verhaftet.

Es gibt keine Borreliose-Spezialisten

Aber es gibt Ärzte, die sich fortbilden, die mit Kollegen telefonieren, die Fachliteratur wälzen und sich im Internet schlau machen. Das kann der eigene Hausarzt sein. Dann ist es wichtig, bei ihm zu bleiben, auch wenn er Wissensmängel zugibt. Die meisten derzeit niedergelassenen Ärzte hatten Borreliose nicht in ihrer Ausbildung. Doch das vorhandene Borreliose-Wissen ist abrufbar und die Pflicht zur Fortbildung gesetzlich geregelt. In Hannover formierte sich der Bundesverband Borreliose behandelnder Ärzte (Kontakt über Selbsthilfegruppe Hannover), in Jena die Borreliose-Gesellschaft e. V. Und auch der Borreliose Bund Deutschland e. V. vermittelt zwischen Patienten und Ärzten.

Mundpropaganda: Mit Vorsicht zu genießen

Man darf sich nicht ausschließlich auf Bewertungen einzelner Patienten – egal ob gut oder nicht gut – verlassen. Der gleiche Arzt kann durchaus kompetent und hilfreich für den einen Patienten sein, und bei einem anderen am Ende seiner Kompetenz oder Geduld angelangt sein. Patienten, die nicht zuhören, sondern nur unstrukturiert über ihre Gebrechen lamentieren, sind nicht weniger belastend für eine bilaterale Zusammenarbeit wie Ärzte, die ihre Fragen schneller stellen, als man sie beantworten kann. Auch beim Arzt-Patienten-Verhältnis spielen Sympathie, Würde, Akzeptanz und Fairness eine ausschlaggebende Rolle, die über Glaubwürdigkeit, Vertrauen und Engagement entscheiden.

Ärzte, die sich mit Borreliose auskennen

Niemand darf erwarten, auf Anhieb den richtigen Diagnostiker zu finden. Entscheidend ist die Art der Symptome. Reine Borreliose-Fachärzte gibt es nicht.

Hausärzte
Mit ersten Allgemeinsymptomen wie Erkältungserscheinungen, Abgeschlagenheit, Gliederschmerzen ist man zunächst beim Hausarzt (auch Facharzt für Allgemeinmedizin)

gut aufgehoben. Er sollte ein Erythema migrans richtig deuten können, und er wird eine Blutuntersuchung veranlassen. Falls er dies früher als sechs Wochen nach dem vermutlichen Zeckenstich veranlassen will, weiß er entweder nicht, dass sich Antikörper erst allmählich bilden oder der Patient hat von mehreren Zeckenstichen in der Vergangenheit erzählt. Es ist aber auch möglich, dass er eine Art Nullabgleich für später sichtbare Titer und Titererhöhungen darstellen will.

Hautärzte

Wenn man mit der Wanderröte zum Hautarzt geht, vergrößert sich die Chance, nicht erst mit einer Salbe abgewimmelt zu werden. Hautärzte beschäftigen sich schon am längsten mit Borreliose-Infektionen und deren Hautsymptomen.

Internisten

Internisten, vorzugsweise solche mit Zusatzausbildung zum Rheumatologen, befinden sich meist auf aktuellem Wissensstand, auch wenn viele Borreliosepatienten mit rheumatischen Symptomen erst mal in der „Rheumaschublade" landen können. Aber auch das ist eine Differenzialdiagnose, die abgeklopft sein will.

Orthopäden

Auch unter den Orthopäden gibt es die Fachausbildung zum Rheumatologen. Allerdings fehlt ihnen das internistische Spezialwissen. Auch der Borreliose Bund Deutschland kennt nur wenige Orthopäden, die Beschwerden des Bewegungsapparats von einer Borreliose oder von Unfällen oder altersbedingtem Verschleiß abzugrenzen wissen. Also eher nicht. Vor allem Privatpatienten sollten auf der Hut sein, damit sie bei einem ernsthaften Borrelioseverdacht nicht erst zur Amortisierung des Apparateparks der Praxis beitragen müssen.

Neurologen

Die Fachärzte für das Nervensystem sind die gefragten therapeutischen Partner bei Neuroborreliose; vor allem bei Lähmungserscheinungen, Taubheit und Gehirnleistungsstörungen. Ärgerlich ist, dass die meisten eine Neuroborreliose nur dann akzeptieren, wenn sich im Liquor (Nervenwasser) Antikörper gegen Borrelien finden lassen.

Die Liquorentnahme ist an sich nur in seltenen Fällen problematisch. Aber erstens schließt ein negativer Liquor eine Neuroborreliose nicht aus und zweitens müsste für eine optimale Labordiagnose gleichzeitig nach Antikörpern im Blut gesucht werden. Und außerdem ändert die Liquorprobe – egal ob positiv oder negativ – bei Vorliegen von Borreliosesymptomen die Therapie in keiner Weise. Auf jeden Fall muss zum heutigen Wissensstand antibiotisch therapiert werden.

Kardiologen

Sie sind notwendig, wenn die Borreliose zu Erkrankungen des Herzens oder zumindest einem Verdacht führte. In vielen Abhandlungen heißt es, dass das Herz von einer Borreliose nur sehr selten betroffen sei. Dem widersprechen die häufig genannten Herzrhythmusstörungen. Patienten wurden schon unnötige Herzschrittmacher eingesetzt, ohne Kenntnis einer vorliegenden Borreliose. Ein schmerzloser Pericard-Erguss etwa, eine nicht normale Flüssigkeitsansammlung, in der der Herzbeutel schwingt, ist auch beim Herzultraschall eines Internisten auszumachen. Jedenfalls sollte man derartige Herzbeschwerden beim Arzt nicht verschweigen, sondern eher erfinden, damit man zur Kontrolle zum Kardiologen überwiesen wird.

Augenarzt

Weil Borreliose verschiedene Augenerkrankungen sowie Sehschwächen auslösen kann, ist auch der Augenarzt ein möglicher Partner. Erfahrungsgemäß ist aber nicht viel Borreliosewissen zu erwarten. Und die Therapie ist sowieso antibiotisch und nicht symptomatisch.

Zahnarzt

Die Geschichte vom Zahnarzt, der gegen Borreliose bedingte Kiefergelenkentzündung eine Aufbeißsperre verordnete, lesen Sie auf Seite 47.

Wichtige Anlaufadressen sind einige (nicht alle) Uni-Kliniken, sofern sie mit Veröffentlichungen zum Thema Borreliose in Erscheinung getreten sind. Meist sind es auch hier nur bestimmte Fakultäten wie die Augenklinik oder die Kardiologie, die Borrelioseforschung intensiv betreiben. Die Anwesenheit eines bestimmten Arztes, der über spezielle Symptome der Borreliose publiziert, bedeutet aber nicht automatisch, dass man mit sämtlichen Symptomen gut aufgehoben ist. Außerdem kommt man an die Protagonisten nur als Privatpatient. Sicherer ist ein Tipp aus der nächstgelegenen Selbsthilfegruppe.

Niemand glaubt mir

Negative Laborwerte und trotzdem Symptome? So ergeht es vielen Patienten, die ihren kompetenten, aufgeschlossenen, wissensdurstigen und neugierigen Arzt nicht gefunden haben. Da verweigern Ärzte die antibiotische Therapie und behandeln Patienten wie

Hypochonder und Simulanten. Schlimmstenfalls schicken sie sie in die Psychiatrie (siehe Seite 159ff., Schicksale aus der Praxis).

Sachlich bleiben

Weil Borreliose eine Vielzahl von Erkrankungen imitiert, gilt es, diese Symptome abzuklären. Der Begriff „Borreliose-Hysterie" stammt von Medizinern, die reichlich Umgang mit Patienten hatten, deren Symptome und Laborwerte nicht eindeutig in Einklang mit der Schulmedizin zu bringen waren. Ein böser Begriff, der Hilfe suchenden Patienten die Würde abspricht. Viel Rückgrat und Aufmüpfigkeit sind nötig, aber auch sachliche Argumentation.

Bevor man zum Arzt geht, sollte man sich gut präparieren, denn Borreliose schüttelt das Hirn durcheinander. Vieles wird vergessen, verdreht, was wichtig sein könnte. Als Erstes muss die Anamnese niedergeschrieben werden, das heißt die wichtigsten Vorerkrankungen, aber nicht jeden Pups, damit man nicht als kranksüchtig gilt. Etliche Verdachtsmomente früherer Ärzte könnten den Arzt, der auf Borreliose untersuchen soll, in eine falsche Richtung lotsen. Aufpassen. Nachdenken. Vor allem Sätze vermeiden wie „Ich habe noch nie eine Zecke an mir gesehen!" Die wenigsten Borreliose-Kranken können sich an diese eine Zecke erinnern.

Symptom-Tagebuch

Wer schon länger an Borreliose leidet, sollte unbedingt ein Symptom-Tagebuch führen. Das sind Eintragungen, aus denen man später Datum, Beschwerden, eingenommene Medikamente, deren Dosis sowie schmerzfreie Intervalle entnehmen kann. Neuerdings gibt es dazu ein spezielles „Borreliose-Jahrbuch" (jährlich neu, im Buchhandel/Internet) mit vielen aktuellen Borreliose-Informationen über Diagnostik, Forschung, Therapie, Symptom-Vielfalt und vergleichenden Schicksalen und einem als Symptom-Tagebuch vorbereiteten Kalendarium.

Wenn der Arzt sich verweigert

Ein Arztwechsel oder eine Anzeige bei der Krankenkasse sind unumgänglich, wenn man folgende Sparversuche an sich bemerkt:
» Der Arzt will nur den ELISA-Test machen und behauptet, der Westernblot sei keine Kassenleistung.

» Der Arzt will bei negativem ELISA-Test und trotz Symptomen keinen Westernblot als Bestätigung machen.

» Der Arzt sagt dem Patienten, er könne das erbetene Medikament nicht verschreiben, weil das Budget erschöpft sei und er es selbst bezahlen müsse.

» Der Arzt stellt fest, für die erbetene Behandlung sei kein Geld mehr da, bietet aber eine Alternative an, die der Patient selbst bezahlen soll.

» Der Arzt verordnet einem chronisch Kranken nur noch einen Teil der benötigten Arzneimittel und fordert ihn auf, den Rest selbst zu bezahlen.

Praxisbesonderheit

„Sie sind ein Kostenfaktor", werden Patienten häufig eingeschüchtert, wenn abzusehen ist, dass ihre Borreliose kein Fall für 20 Tabletten sein wird. Schon vor der Gesundheitsreform in 2006 gab es für Ärzte und Ärztinnen die Möglichkeit, besonders aufwändige Patienten und deren Therapien als „Praxisbesonderheit" bei der zuständigen Kassenärztlichen Vereinigung (KV) anzumelden. Damit signalisieren der Arzt, die Ärztin, dass die Kosten über der Durchschnitts-Verordnungsmenge liegen werden, die für spezielle Fachgruppen vorgesehen sind. Sie müssen sich zwar trotzdem auf eine Prüfung einlassen, haben aber nicht unbedingt Regressansprüche zu befürchten. Kommentar: Wenn mehr Ärzte diese Meldung einer „Praxisbesonderheit" für Borreliosepatienten abgeben würden, wären die KV-en gezwungen, sich mit den speziellen Kosten für Borreliosepatienten, besonders im Spätstadium, auseinander zu setzen.

Echte Flops unter den Ärzten

Bei solchen Argumenten sollten Sie schnell die Türe hinter sich zumachen:
» „Bei einem Erythem ist nur die Haut betroffen".
» „Das habe ich im Studium nicht gelernt, deshalb interessiert es mich nicht".
» „Borreliose kann es nicht sein. Sie hatten doch die Zeckenschutzimpfung".
» „Borreliose? Na, da wollen wir mal schnell impfen".
» „Unsinn, laut Zeckenatlas sind wir hier clean".
» „Wenn im Blut nichts zu sehen ist, haben Sie auch keine Borreliose".
» „Borreliose im dritten Stadium wird nicht behandelt, die vergeht von selbst".

Die ultimativen Anzeichen, dass man beim falschen Arzt ist

» Er hält die roten Risikogebiete im FSME-Atlas für das Verbreitungsgebiet aller Zecken.
» Er hält die FSME-Impfung für eine generelle „Zeckenschutzimpfung."
» Er hält eine Wanderröte für eine lokale Hautentzündung und verschreibt eine Salbe.
» Er behauptet, dass sich eine Borreliose immer mit der Wanderröte zeigt .
» Er verweigert bei „grenzwertigem" Laborbefund und trotz Borreliosesymptomen den Westernblot.
» Er versucht die Antikörper „herunterzutherapieren".
» Er behauptet, Borreliose heile von selbst und mache immun.

Diagnose – ein Puzzle mit unzuverlässigen Mosaiksteinchen

„Die Verdachtsdiagnose Lyme-Borreliose wird vermutlich zu häufig gestellt" orakeln immer wieder Ärzte, die auch für Schlagworte wie „Borreliose-Phobie" und „Internet-Borreliose" zuständig sind. Erscheinen solche Äußerungen dann auch noch in der Standespresse, fühlen sich niedergelassene Ärzte darin bestätigt, dass man dieses Thema ruhig etwas vernachlässigen könnte. Als Tongeber dienen oft auch Micky-Mouse-Studien aus bestimmten Landstrichen mit auffallend wenig Borrelienbefall von Zecken. Die jeweiligen Landesgesundheitsämter können besser Auskunft geben, wie aktuell solche Studien sind und wer sie durchführte.

Tatsache ist, dass es heute noch immer nicht möglich ist, eine Borreliose hundertprozentig zu bestätigen. Der Weg zur Diagnose mit größtmöglichster Sicherheit besteht aus einem Puzzle, das im günstigsten Fall Teilchen für Teilchen vom Patienten und seinem Arzt zusammengesetzt oder verworfen wird. Das ist so besonders im Frühstadium, wenn weder Zeckenstich noch Wanderröte bekannt sind. Das passiert auch in anderen Krankheitsstadien, weil die Abwehrreaktionen unseres Immunsystems der eigentlichen Infektion um Tage und Wochen hinterher hinken. Besonders im Spätstadium ist es oft nur noch möglich, eine Borreliose auf dem Weg der Ausschluss-Diagnostik zu erkennen. Dabei wird geklärt, welche Krankheiten man nicht hat. Leider wird im Fall der Borreliose der Begriff Ausschluss-Diagnostik so missbraucht, dass Ärzte zu allererst versuchen, die Borreliose auszuschließen.

Direkte und indirekte Nachweisverfahren

Anzucht

Die übliche Diagnosetechnik, nämlich den nachzuweisenden Keim anzuzüchten, ist bei Borrelien ungeeignet, weil diese Bakterien sehr langsam wachsen. Sie teilen sich erst nach 8 bis 20 Stunden, legen danach eine Ruhepause von Tagen und Wochen ein, bevor sie sich erneut reproduzieren. Vor allem in leicht zugänglichen Körperflüssigkeiten wie Blut und Urin sind Borrelien nie anzuzüchten, weil deren Konzentration darin extrem gering ist. Außerdem ist Blut für Borrelien ein unangenehmes Milieu, das sie schleunigst verlassen. Entsprechend kurz ist auch das Zeitfenster einer Blut-zu-Blut-Übertragung. Das ist wohl der Grund, warum die Übertragung von Borrelien der Mutter auf das ungeborene Kind als sehr selten eingestuft wird.

Hingegen funktioniert Anzucht aus Haut, speziell aus dem Rand der Wanderröte, sehr gut. Aber auch das dauert viel Zeit (acht bis zehn Wochen), benötigt aufwändige Nährlösungen und ist nur ein Notnagel, wenn die üblichen Labormethoden versagen.

Mikroskopie
Weil Borrelien mit 15 bis 20 Nanometer relativ lang sind, können sie in der Dunkelfeld-Methode sichtbar gemacht werden. Diese zeitlich aufwändige Methode wird nur in der Forschung angewandt.

Erreger-DNA
Die Polymerasekettenreaktion (PCR) weist zweifelsfrei die Existenz (DNA = genetischer Fingerabdruck) des Erregers nach, wobei nicht unterschieden werden kann, ob es sich um eine frische, aktive, reaktive oder abgelaufene Infektion handelt. Die Trefferquote in Urin ist mit rund 30 Prozent ziemlich bescheiden aber realistisch. Eine Möglichkeit, die vermehrte Ausscheidung von Borrelien-DNA zu provozieren, ist die Einnahme von 300 Milligramm Doxycyclin am Vortag. Mit Blut gelingt dieses Verfahren fast nie. Nervenwasser (Liquor) wird mit diesem Verfahren nur zum Ausschluss einer Neuroborreliose untersucht.

Weil der direkte Erregernachweis zeitlich und im Aufwand eine rechtzeitige Therapie und Heilung verzögern oder verhindern kann, wurden indirekte Verfahren entwickelt.

Antikörpersuche
Dabei wird die Immunantwort des Betroffenen gegen Strukturen auf der bakteriellen Oberfläche gemessen. Klingt einfach und ist sehr kompliziert. Man stelle sich das als Fassade eines Wolkenkratzers vor, an dessen vielen Fenstern ständig herumdekoriert wird – Rollo hoch, Rollo runter, Farbwechsel in den Gardinen, Fenster auf, Fenster zu. Die Fenster mit ihrer pausenlos wechselnden Optik spiegeln unzählige Antigenstrukturen wieder, die sich laufend neu sortieren.

Tatsächlich besitzen Borrelien einen inneren Schalter, mit dem sie alle paar Tage ihre Oberflächenstruktur ändern. Das Immunsystem ist damit überfordert, den Erreger eindeutig zu identifizieren. Es versteht zwar, dass dieser Erreger nicht ins System passt, kann aber nur eine unspezifische Immunantwort zur Wehr setzen, bildlich dargestellt wie mit Schrot auf Mäuse schießen. Erwischt es zufällig alle Borrelien, ist die Infektion bekämpft. Will man einzelnen Wissenschaftlern glauben, so klappt das bei 90 Prozent aller Borrelieninfektionen.

Bleiben Borrelien von der Schrotschussmethode verschont, lernt das Immunsystem, sich gezielter (spezifischer) auf die Eindringlinge einzustellen und entwickelt als zweite Waffe spezifische Antikörper: Immunglobuline.

IgM und IgG

Immunglobuline der ersten Phase (IgM) sind zwar sechs bis sieben mal größer als Immunglobuline der zweiten Phase (IgG), aber eine eher schwache Abwehr, die zudem nicht jeder Patient ausbildet. Als zweite Reaktion bewaffnet sich das Immunsystem mit effizienteren IgG-Antikörpern.

Skandal Nr. 1

Noch immer erwarten unsere Ärzte, dass sich jede frische Infektion mit IgM erkläre. Dieser Glaube ist wissenschaftlich überholt. Nach neuestem Stand der Laborwissenschaft können IgG-Antikörper auch eine frische Borreliose anzeigen, während die schwache (IgM) unterbleibt oder sich erst später ausbildet.

Skandal Nr. 2

Immer wieder erzählen langjährige Borreliose-Patienten, dass ihre IgG-Antikörper selbst bei vorliegenden Beschwerden als nicht behandlungswürdige Seronarbe, als „Alte Geschichte" vernachlässigt würden. Dagegen muss man sich wehren, zumindest eine Therapie zur Probe einfordern und sehen, ob sich die Beschwerden lindern. Nicht selten steigen IgG-Antikörper nach einer antibiotischen Therapie an oder es bilden sich nachträglich IgM. Das Thema Laborgläubigkeit der Ärzte kann als Skandal bezeichnet werden.

Antikörper-Nachweis

Der in alten Büchern propagierte Immunfluoreszenz-Test, bei dem Antikörper durch Farbstoffe für das Mikroskop sichtbar gemacht wurden, wird heute wegen seines hohen Zeitaufwands nicht mehr angewandt. Für die allererste Antikörpersuche gibt es derzeit nur noch den

ELISA (gesprochen „Ilaisa")

Dabei wird Serum (von Blutkörperchen befreites Blut) in kleine runde fingernagelgroße Näpfchen eingebracht, an deren Innenwand fünf, acht oder zehn verschiedene Antigene der typischsten Borrelien-Oberflächenstrukturen (siehe Wolkenkratzerfassade) angeklebt sind. Die Antikörper im Serum binden sich an diese Antigene. Nach einiger Zeit werden das Serum ausgeschüttet, das Näpfchen vom Serum gereinigt und die angedockten Antikörper mittels Fotometer gemessen. So entsteht der so genannte Titerwert.

Skandal Nr. 3

Schwachpunkt dieses Antikörpersuchtests, der heute innerhalb von drei Stunden vollautomatisch durchgeführt wird, ist nicht die Methode, sondern es sind die nicht standardisierten Antigene. Es sind mehr als zwei Dutzend dieser Elisa-Tests im Handel mit unterschiedlichen Antigen-Kombinationen. Hinzu kommt, dass ein Großteil dieser Antigene noch aus zufallsvariablen Zellkulturzüchtungen besteht. Bei einem Ringversuch mit sämtlichen dieser Tests am gleichen Serum kämen nicht nur unterschiedliche Titer zum Vorschein, sondern vor allem falsch-positive, richtig-positive, richtig-negative und falsch-negative Ergebnisse zu Stande. Wenn in dem Test nicht „zufällig" ein oder einige der Antigene enthalten sind, die dem Erreger-Cocktail der Zecke entsprechen, landet man in der Abteilung „Da iss nix".

Ergebnis „grenzwertig"

Dieses Laborergebnis bedeutet nichts anderes, als dass sich der Laborarzt nicht festlegen kann, ob positiv oder negativ. Die wissenschaftlich und kaufmännisch logischste Quintessenz für den Arzt müsste sein, dass er eine neue Blutuntersuchung mit qualifizierter Methode in Auftrag gibt. Trotzdem berichten Patienten immer wieder, dass dies das Ende ihrer Diagnostik gewesen sei. Das Höchste der Gefühle sei eine Wiedereinbestellung zu einer neuerlichen Blutuntersuchung Wochen und Monate später.

Die Berliner Ärztin Uta Everth berichtete 2004 von einem falschen B.afzelii-Stamm, der Jahre lang von der Braunschweiger Stammsammlung vertrieben worden sei. Er könnte heute noch in Gebrauch sein und falschnegative wie auch falschpositive Laborergebnisse hervorbringen, die über Therapie oder Nichttherapie entscheiden.

Gentechnik verringert das Risiko

Die sicherere Serologie versprechen gentechnisch hergestellte (rekombinante) Antigene, also exakte Kopien eines Antigens. Wer seinen ELISA-Werten misstraut, sollte sich bei seinem Labor erkundigen, ob es gentechnologisch erzeugte Antigene verwendet und welche. Trotzdem kann man sich nicht alleine auf einen positiven Befund verlassen.

Die meisten Ärzte haben davon – mit Verlaub – null Ahnung. Sie verlassen sich blind auf Laborwerte, ignorieren die Befindlichkeiten des Patienten und schieben die Beschwerden, wenn sie den Laborergebnissen nicht entsprechen, leichtfertig auf psychosomatische Ursachen. Andere therapieren bei positivem Laborergebnis auf Teufel komm raus, selbst wenn beim Patienten überhaupt keine Krankheitszeichen bestehen. Sie therapieren praktisch die Laborwerte ohne Rücksicht auf die Nebenwirkungen am Patienten.

Seronegative Borreliose?

Ein negatives Blutergebnis bedeutet nicht, dass ein Verdacht auf Borreliose ausgeschlossen werden kann. Negativ kennzeichnet lediglich einen Wert unterhalb der Entscheidungsgrenze zu positiv. Diesen Wert legt jedes Labor selbst fest. Wodurch entsteht so ein Zweifel? Antikörper bilden sich nicht sofort nach einer Infektion sondern drei bis sechs oder noch mehr Wochen später. Wer zu früh untersucht wird, kann trotz Wanderröte anfangs als seronegativ getestet werden. Manche Menschen sind vom Typ her schlechte Antikörper-Produzenten. Bei anderen verhindert eine vorherige Kortisonbehandlung die Antikörperbildung. Renommierte Labore stellten fest, dass 7 bis 9,5 Prozent aller im ELISA negativ getesteten Patienten letztlich im Westernblot doch als positiv bestätigt werden mussten.

Skandal Nr. 4

Bei der Zulassung eines Labortests zählt nicht die Treffsicherheit und damit seine Qualität, sondern es muss lediglich bewiesen werden, dass sich der Anwender damit nicht gefährdet! Das Paul Ehrlich-Institut (PEI) prüft zwar Nachweismethoden wie für HIV und Toxoplasmose, bei Borreliose erscheint ihm das als nicht relevant.

Bestätigungstest (Blot)

Genauso, wie sich Menschen sehr ähnlich sehen können, kann unser Immunsystem Antikörper produzieren, die sich sehr ähnlich sind. Deshalb wird jeder verantwortungsvolle Arzt nicht nur den ELISA, sondern bei vorherrschenden Symptomen zur Bestätigung den Blot (Westernblot, Immunoblot) veranlassen. Ist der ELISA positiv, passiert dies fast automatisch. Ist er negativ, verwerfen viele Ärzte die Diagnose Borreliose total. An dieser Stelle sei Patienten, die größtmöglichste Klarheit über ihre Erkrankung anpeilen, geraten, auf dem Blot zu bestehen, ganz besonders wenn ein Zeckenereignis bekannt ist, ein Erythema migrans oder spezifische Beschwerden vorliegen. Weigert sich der Arzt wider den schulmedizinischen Empfehlungen oder behauptet gar, dies müsse der Patient selbst bezahlen (was einzelne Kassenärztliche Vereinigungen zu Unrecht vorgeben, denn der Blot ist Kassenleistung), sollte man den Blot erst privat bezahlen und danach bei der Krankenkasse intervenieren. Es sind uns viele Fälle bekannt, wo selbst die Gesetzliche Krankenkasse die Kosten übernahm, weil offensichtlich wurde, dass dadurch und durch frühzeitige Therapie eine chronische Erkrankung verhindert werden konnte.

Auch der Blot arbeitet – wie ELISA – mit einer Auftrenntechnik, jedoch nun nach der Größe der verschiedenen Antikörper und nach deren Molekulargewicht. Die Proteine der Antigene werden auf ein Trägermaterial aus Gel aufgetragen und als so genannte Banden sichtbar gemacht. Typische Verteilungsmuster bestätigen den Kontakt mit Borrelien.

Markierend für Borreliose sind die Banden 18, 23, 24, 25, 31, 34, 39, 83 und 93, im Laborbefund jeweils mit einem P (Protein) gekennzeichnet. Weitere Hinweise auf eine Borreliose liefern Übereinstimmungen mit den Antigenen VlsE (ein Genotyp von B. garinii, der auf eine Neuroborreliose hinweisen kann) sowie OspC (Mischung verschiedener Genospezies von B. burgdorferi, B. afzelii und B. garinii).

Der Westernblot hat übrigens nichts mit dem Wilden Westen zu tun, sondern entspringt einer Wortspielerei. Das Verfahren ähnelt dem Analyseverfahren Southern-Blot, das ein Molekulargenetiker namens „Southern" entwickelt hat.

Das Labor Ihres Vertrauens

Zertifizierte Labore haben sich verpflichtet, die Mindeststandards der Qualitätsnormen (Deutsche Industrie Norm) dahingehend einzuhalten, dass sie ihre Arbeitsabläufe dokumentieren und damit überprüfbare Qualität ihres Tuns im Auge behalten. In wie weit sie die Qualität tatsächlich auf die Spitze treiben, z. B. der Grad ihrer Modernisierung, die Intensität ihrer Fortbildungsbestrebungen, legen sie selbst fest. Akkreditierte Labore arbeiten an dieser Qualitätssicherungsnormung, um früher oder später zertifiziert zu werden. Akkreditierung und Zertifizierung geben zu erkennen, dass man von einem Labor mit großer Gewissenhaftigkeit begutachtet wird. Trotzdem ist von einer Zertifizierung nicht mehr zu erwarten als vom TÜV. Er bescheinigt, dass das Auto zur Prüfzeit fahrbereit ist, gibt aber keine Gewähr, dass danach keine Mängel auftreten.

Skandal Nr. 5

Der Laborarzt kann nur so gut arbeiten, wie es seine Vorgaben ermöglichen. Je mehr er über den Patienten weiß, um so besser kann er das Laborergebnis interpretieren und dem behandelnden Arzt eine Empfehlung aussprechen. Doch gerade die Ärzte verhindern diese optimale Beurteilung, weil sie vorgegebene Fragen nach Symptomen und der Vorgeschichte als Anlass der Blutuntersuchung auf dem Laborauftrag nicht ausfüllen. Dies kann nicht als Kavaliersdelikt bezeichnet werden, denn der Arzt ist gesetzlich verpflichtet, diesen Teil auszufüllen. Soviel zur Bürokratie, gegen die Ärzte 2006 auf der Straße protestierten.

Drei der bedeutendsten, intensiv an Borreliose arbeitenden Labore, schätzen den Anteil der wirklich ausgefüllten Formulare auf rund zehn Prozent. Der Autorin selbst wurde im Rahmen einer gutachterlichen Untersuchung attestiert, sie habe noch nie im Leben Kontakt zu Borrelien gehabt, obwohl die Infektion als Berufskrankheit bereits seit Jahren anerkannt war.

Auf Protest entschuldigte sich das Labor später, es habe zu wenig Vorinformationen gehabt.

Skandal Nr. 6

Die meisten Ärzte betrachten die Menge und Art der Antikörper als Therapiekontrolle und erwarten, dass die Laborwerte unter einer antibiotischen Therapie (Antibiose) herunter gehen. Die Wirklichkeit sieht anders aus: Ein bis dato seronegativer Mensch entwickelt häufig während oder nach der Antibiose Antikörper oder die bisher gemessene Antikörper-Konzentration steigt sogar an, denn die Antikörperproduktion läuft vorerst weiter. Antikörper bleiben trotz Therapie und spürbarer Heilung noch lange im Blut sichtbar, bei den meisten Menschen ein Leben lang. Trotzdem berichten Patienten immer mal wieder, ihre Antikörper seien nach einer bestimmten Therapie auf Null gegangen, was der Arzt als Therapieerfolg wertet. Unser Kommentar: Das kann nur das Ergebnis eines falschnegativen Tests sein.

Grenzen der Diagnostik

Viele Mediziner erwarten von der Natur Gesetzmäßigkeiten, die im menschlichen Individuum so nicht funktionieren, weil das Immunsystem ein komplexes Schaltprogramm mit individuell vorprogrammierten Weichen und Zufallsgeneratoren ist. Die gröbsten Einflussgrößen sind die persönliche Lebensweise, die genetische Herkunft sowie schicksalhafte Vorerkrankungen, die unser Abwehrsystem störanfällig machen. Doch wer kausale Abhängigkeiten schulbuchmäßig festzementiert und erwartet, sie mit Krankheits- und Therapieverläufen in Relation setzen zu können, wäre besser Ingenieur geworden.

Borrelien – Lebewesen mit Strategien

Aus Unwissenheit erwarten Patient und Arzt, dass Bakterien wie Borrelien sich an Spielregeln zu halten hätten: Antibiotika rein – Borrelien tot, alles wieder in Butter. Auch wenn Borrelien sehr primitive Lebewesen sind, beherrscht sie der Wille zum Überleben. Und dazu benützen sie Tricks wie Diebe und Taschenspieler, um dem Immunsystem zu entgehen. Borrelien manipulieren die Immunantwort, in dem sie ihre Zellwand abwerfen, also sich entkleiden und damit ihr ursprüngliches Erkennungszeichen (Proteinoberfläche) ändern. Oder sie verstecken sich in schlecht durchbluteten Zonen wie zum Beispiel der Hornhaut oder dem Bindegewebe oder in Gelenkspalten. Sie schaffen es sogar, sich in Fresszellen einzunisten, die eigentlich auf die Erreger angesetzt sind. In diesem Stadium verhalten sie sich ruhig und der Mensch denkt, er sei geheilt.

Aus noch ungeklärten Gründen – vermutlich provoziert durch Stress, eine Verletzung, eine Operation, auf alle Fälle ein herunter geregeltes Immunsystem – können sie sich spontan reaktivieren und einen Schub bewirken. Das Immunsystem hat sie längst vergessen, es muss sich erst wieder gegen die Erreger organisieren und hinkt mit seiner Antikörper-Produktion erneut hinterher.

PCR

Dieser direkte Erregernachweis „Polymerase-Kettenreaktion" (sehr zeitaufwändig und teuer) findet nicht über die immunologische Auseinandersetzung des Organismus statt, sondern der Erreger selbst, seine DNA wird entlarvt. Mit dieser Methode konnte erstmals festgestellt werden, dass man mit allen drei Borrelienstämmen (afzelii, garinii und sensu stricto) gleichzeitig infiziert sein kann. Mit PCR lassen sich zwar Erreger in Urin, Gelenksputat, Liquor und Haut finden, aber die Trefferquote ist sehr unzuverlässig. Weil Borreliose eine Infektion der tief liegenden Gewebe ist, werden Borrelien nicht automatisch in allen Körperflüssigkeiten entdeckt. Das erklärt, dass der hochspezifische PCR-Test trotz Krankheitsaktivität durchaus auch negativ ausfallen kann.

PCR an Urin

Dabei wird die Erreger-DNA außerhalb des lebenden Organismus (in vitro) vermehrt und dadurch nachweisbar. Am aussichtsreichsten an Urin ist dieses Verfahren, wenn man am Vortag 300 Milligramm Doxycyclin einnimmt und damit eine vermehrte Erregerabgabe an den Urin provoziert. Die diagnostische Bedeutung des Borreliennachweises im Urin ist umstritten. Wichtig bei der Harngewinnung ist, dass das Probenmaterial nicht durch anderweitige Erreger von außen verunreinigt wird. Deshalb müssen keimfreie (sterile) Behälter benützt werden. Selbstausgespülte Behältnisse können auf Grund von Spülmittelresten abenteuerliche Ergebnisse hervorbringen.

PCR an Liquor

Dieser Methode bedienen sich hauptsächlich Neurologen zum Nachweis einer Neuroborreliose. Schwachpunkt bei jeder Körperflüssigkeit ist, dass die gefundene DNA keine Aussage erlaubt, ob es sich um die Genetik von toten oder lebenden Bakterien handelt und damit ob die vorhandenen neurologischen Beschwerden einer Neuroborreliose zugerechnet werden können oder nicht. Daraus ergibt sich auch keine klare Empfehlung für eine antibiotische Therapie.

Liquor

Liquor cerebrospinalis ist Nervenwasser, Flüssigkeit aus dem Gehirn-Rückenmark. Befinden sich darin Borrelien, spricht man von Neuroborreliose. Je länger ein Borreliose andauert, umso niedriger wird die Wahrscheinlichkeit, im Liquor Borrelien zu finden.

Liquor wird mit einer Spritze (Punktion) aus dem Rückenmarkskanal entnommen. Eine Liquorpunktion sollte am Ort des Labors durchgeführt werden, weil sich der Liquor bereits zwei Stunden nach Liquorentnahme verändert und zu Fehldiagnosen führt. Auch im Liquor werden Antikörper gesucht oder die DNA der Erreger. Der Sinn dieser Untersuchungen ist umstritten. Neurologen tendieren dazu, bei unauffälligem Liquor eine Borreliose prinzipiell auszuschließen.

Ein schwarzes Kapitel

Die Liquoruntersuchung ist deshalb ein schwarzes Kapitel, weil viele Neurologen eine Neuroborreliose ausschließen, wenn sie weder DNA noch Antikörper im ihm finden. Dabei ist bekannt, dass sich speziell Antikörper im Nervenwasser nicht gleichmäßig verteilen, so dass man bei der sowieso geringen Abzapfmenge von drei bis fünf Milliliter nicht automatisch einen Hinweis auf den Erreger erhält.

Trotzdem bedingen solche negativen Werte nicht immer aber immer wieder, dass eine Borreliose-Diagnostik sofort abgebrochen, der Patient als plemm-plemm bezeichnet und in psychosomatische Behandlung verwiesen wird. Aus diesem Wissen heraus sollte man es sich gut überlegen, diese Gefahr einzugehen. Der Borreliose Bund Deutschland e. V. verfasste 2006 dazu extra ein „Manifest gegen psychosomatische Verharmlosung der Neuroborreliose".

Abgesehen von diesen Vorbehalten ist die Therapie bei Neuroborreliose auch nicht anders, als bei einer Borreliose ohne „Neuro".

Anzucht

Weil sich unter Borreliose Ergüsse in den Gelenken bilden, versuchen Experten immer wieder, aus der Ergussflüssigkeit Borrelien zum Nachweis ihrer Existenz heran zu züchten. Die medizinische Literatur dazu quittiert solche Vorhaben mit: „Gelingt fast nie". Als sehr erfolgversprechend lobte 2004 Privatdozent Dr. Klaus-Peter Hunfeld, Mikrobiologisches Institut, Uniklinik Frankfurt am Main, die Anzucht von Haut aus einem Erythema migrans und zwar aus den Rändern der Rötung. Es hat sich gezeigt, dass manche Borrelien mehr als sechs Wochen, nämlich zehn Wochen Kultur benötigen, bis sich tatsächlich ein Keim zeigt. Auf diese Weise, weil der Patient – selbst Internist – hartnäckig drauf bestand, wurde der zweite Borrelia-spielmani-Keim in Deutschland gefunden

Apparative Diagnosemöglichkeiten

Mit dem Elektro-Akkupunkturtest lasse sich eine Borreliose so gut wie ein drohender Meteoriteneinschlag diagnostizieren, meint Privatdozent Dr. Hassler schon vor zehn Jahren. Also wenden wir uns seriöseren Methoden zu.

Kernspintomographie (MRT)

Diese hoch empfindliche Untersuchungstechnik basiert auf dem Phänomen der Kernresonanz von Wasserstoffatomen im untersuchten Gewebe innerhalb eines künstlich erzeugten elektromagnetischen Feldes. Sie dient zur anatomischen Darstellung von Organen und deren krankhaften Veränderungen, im Falle der Borreliose zum Beispiel zur Diagnose von Gehirn- und Rückenmarksveränderungen.

Problematisch dabei ist, dass Entzündungsherde im Gehirn, die sich als weiße Flecken auf dem Bild zeigen, bei Borreliose genauso typisch aussehen wie bei Multipler Sklerose und Herpesenzephalitis. Klarheit bringt dann die Liquoruntersuchung. Oder auch nicht.

Positronen-Emissionstomographie (PET)

Das Rechner gestützte Schichtaufnahmenverfahren zur Darstellung von Organen wie dem Gehirn kann über den Glucose-Stoffwechsel charakteristische Auffälligkeiten offenbaren, die auf eine Borreliose hinweisen.

Single-Photon-Emissions-Tomographie (SPECT)

Bei diesem nuklearmedizinischen Verfahren werden intravenös Radionuklide freigesetzt und mittels einer Gamma-Kamera als dreidimensionales Schnittbild dargestellt. Damit lassen sich Gehirn-Areale erkennen, die in ihrer Leistung gestört sind.

Allerlei Geräte

Fantasievoll sind die Namen, mit denen Heilpraktiker und selbsternannte Wunderheiler die Anwesenheit von Borrelien getestet haben wollen. Man hörte schon von Magneten, Edelsteinen, geheimnisvollen Informationen in Schraubgläschen. Mag sein, dass derlei Berufene nebenwirkungsfreier bei der Linderung von Schmerzen tätig sein können als mancher Schulmediziner, eine Heilung von Borreliose indes sollten sie nicht versprechen.

Ausschluss-Diagnostik

Bei Borreliose sind Werte der Blutsenkungsgeschwindigkeit und des C-reaktiven Proteins fast immer normal. Abzugrenzen sind Morbus Reiter, Morbus Bechterew mit peripherer Gelenkbeteiligung, reaktive Arthritiden, Löfgren-Syndrom, Kristallarthropathien, Psoriasis-Arthritis, Morbus Behcet, rheumatoide Arthritis, Erkrankungen, die hier nicht näher erläutert werden können.

Elektro-Akupunktur

Die Treffsicherheit, eine Borreliose mit diesem Gerät aufzuspüren, wird von der Schulmedizin als Lotteriespiel abgetan. Dagegen protestierten Patienten und Ärzte. Etliche Patienten meldeten sich, die nur mittels dieser Testmethode zu einer antibiotischen Therapie kamen, nachdem ihre Laborwerte in herkömmlichen Labors immer seronegativ waren.

Die Elektroakupunktur nach Voll (EAV) ist ein Verfahren der Elektromedizin aus den 50er Jahren. Dabei wird an definierten Punkten der Körperoberfläche ein Reizstrom losgeschickt, der auf das Nervensystem im Unterhautgewebe trifft. Dieses reagiert auf den Reiz unter anderem durch die Veränderung des Hautwiderstandes und/oder des Hautleitwertes. Die Leitfähigkeit der Haut sagt dem Therapeuten, wo krankhafte Veränderungen in den Funktionsabläufen des Organismus vorherrschen. Vor allem können EAV-Protagonisten feststellen, ob und wo therapeutische Blockaden vorliegen.

Spezial-Untersuchungen

Lymphozyten-Transformations-Test (LTT)

Den LTT gibt es schon seit über drei Jahrzehnten. Er ist geeignet, Auseinandersetzungen des Immunsystems mit unterschiedlichen Stoffen (Antigenen) wie Dentalersatzstoffen, Nahrungsmitteln und Umweltschadstoffen sowie Immundefekte darzustellen. Der seit etwa acht Jahren durchgeführte LTT-BOR (Borreliose) testet die zelluläre Sensibilisierung gegenüber den häufigsten Borrelienstämmen.

Dieser Bluttest ist eine Möglichkeit, um unspezifische, grenzwertige und seronegative Laborergebnisse durch ELISA und Westernblot zu klären. Am aussagekräftigsten wirkt der LTT zu einem Zeitpunkt, in dem der Patient starke Symptome zeigt. Er wird jedoch von vielen Schulmedizinern abgelehnt, besonders von Gutachtern. Dazu muss man wissen, dass die abweisenden Aussagen zum LTT im Wesentlichen auf Erfahrungen bis zum Jahre 1994 zurück zu führen sind. Spätere Fortentwicklungen der Methode ab 2001 fehlen in der ablehnenden Literatur, die sich überwiegend gegenseitig zitiert. Auch 2006 gab es nur uneinheitliche Aussagen, ob der LTT nun Kassenleistung sei oder nicht.

Wer zahlt den LTT?

Obwohl der EBM-Katalog (Einheitlicher Bemessungs-Maßstab) der Gesetzlichen Krankenkassen bundesweit und länderübergreifend wirksam sein soll, behaupten die meisten Ärzte, der LTT sei keine Kassenleistung, müsse also privat bezahlt werden. Dem widerspricht ein Schreiben der Kassenärztlichen Vereinigung (KV) Nordrhein aus September 2005, in dem der LTT als kassenärztliche Leistung unter der GO-Nr. 32532 geführt wird. Im Juni 2006 signalisierte das Institut für Medizinische Diagnostik, Berlin, dass ihm von der Kassenärztlichen Vereinigung Berlin untersagt wurde, den LTT über die Gesetzliche Krankenkasse abzurechnen. Bei Redaktionsschluss war nicht zu erkennen, ob der LTT im Spektrum der Kassenleistungen bleibt oder nur noch als so genannte IGeL-Leistung (Individuelle Gesundheitsleistung) angeboten werden darf. Was da ärztlicherseits im Gange ist, lässt Raum für Spekulationen, die nicht nützlich für Borreliose-Patienten sein können. Es ist bekannt, dass bestimmte Ärzte – hauptsächlich Neurologen – den LTT zu Gunsten der Liquoruntersuchungen in der Neuroborreliose-Diagnostik loswerden wollen, ohne dass sich für den Patienten ein Vorteil ergibt. Denn auch die Liquordiagnostik ist nicht hundertprozentig.

So funktioniert der LTT:

Borrelienspezifische Lymphozyten (Immunzellen) vermehren sich beim Zusammentreffen mit dem Erreger (Antigen), in diesem Fall Borrelien. Für den LTT-BOR werden deshalb aus dem Blut des Patienten die Immunzellen (Lymphozyten, Monozyten) abgetrennt und zusammen mit ausgewählten Eiweißen von Borrelien über sechs Tage kultiviert. Sind in dem Blut borrelienspezifische Lymphozyten vorhanden, werden diese durch die Borrelieneiweiße aktiviert und zur Vermehrung gebracht. Die dabei notwendige Synthese von Nukleinsäuren (DNS) wird quantitativ gemessen. Je höher die DNS-Synthese, desto stärker ist die LTT-Reaktion.

Die erhöhte Anzahl borrelienspezifischer Lymphozyten ist Ausdruck der immunologischen Sensibilisierung gegen Borrelienbestandteile durch die Infektion. Der Anstieg der borreliosespezifischen Lymphozyten im Blut lässt sich objektiv messen und dokumentiert die Stärke der Auseinandersetzung des Immunsystems mit den Borrelien. Diese Untersuchung kommt vor allem den Patienten zu Gute, deren Körper nicht in der Lage ist, Antikörper zu bilden und die selbst bei starken Symptomen bisher seronegativ ausfielen und deshalb nicht therapiert wurden. Damit ist der LTT der erste Test, der die zelluläre Reaktion misst und den seronegativen oder grenzwertigen Patienten vom Verdacht befreit, er simuliere, er sei ein Hypochonder oder würde sich psychogen in Symptome hineinsteigern.

Professor Dr. Rüdiger von Baehr, Berlin, einer der Protagonisten dieses LTT-Diagnoseverfahrens, grenzt aus der Erfahrung von jährlich etwa 1200 LTT-Bor-Tests die Signifikanz des Testverfahrens folgendermaßen ab:

» Gesunde Menschen zeigen keine positive Reaktion.

» Bei vorhandenen Borrelioseantikörpern und fehlenden Symptomen fällt der LTT negativ aus.

» Bei nicht vorhandenen Borrelioseantikörpern und Symptomen der Borreliose fällt der LTT positiv aus, wenn das Immunsystem den Erreger „sieht", das heißt, wenn er sich vermehrt beziehungsweise aktiv ist.

» Nach effektiver antibiotischer Therapie, zum Beispiel im zweiten Stadium, ist der Erreger unterdrückt. Es können Antikörper vorhanden sein. Aber der LTT fällt negativ oder schwach positiv aus.

» Bei (chronischer) Spätborreliose ist der LTT positiv. Gehen die Symptome durch Antibiose zurück, sinkt auch der LTT-Wert, bleibt aber positiv.

» Selbst bei Seropositivität durch ELISA und Westernblot kann der LTT bei fehlenden Symptomen anfangs negativ ausfallen. Stellen sich erneut Symptome ein, gehen die LTT-Werte hoch.

Mit diesen Erfahrungswerten ist der LTT auch ein Messinstrument der Therapie-Effektivitätskontrolle. Der zentrale Unterschied zwischen LTT und Antikörper-Diagnostik besteht darin, dass die geprägten Zellen nicht im Körper kreisen, sondern bei einer

Therapie in die Lymphknoten geschickt werden, auch während die Antikörperproduktion weiterläuft. Bei einem Aufflackern der Erkrankung kehren diese „Memory"-zellen sofort aus dem Lymphknoten zurück und sind vom LTT sehr schnell als Krankheitsaktivität zu deuten. Die Antikörper-Diagnostik fällt zu diesem Zeitpunkt noch negativ aus, weil das Immunsystem wieder hinterherhinkt.

Nachteil: Der LTT bedeutet einen Zeitaufwand von acht bis zehn Tagen und ist entsprechend teuer.

Bei Drucklegung existierten erst vier Labore (Berlin, Bremen, Ettlingen, München) in Deutschland, die ausreichend Erfahrung mit dem LTT-BOR hatten. Um nicht in deren und anderer Labore Wettbewerb einzugreifen, verweisen wir bei Interesse an die nächste Selbsthilfegruppe. Wichtig ist, dass der Blutversand (20 ml Heparinblut plus 5 ml Vollblut tagesfrisch) in vorher angeforderten Monovetten von Montag bis Donnerstag erfolgen muss. Ich hatte mich spontan als Versuchskaninchen zur Verfügung gestellt, doch meine Blutprobe kam – Wink des Schicksals – seltsamerweise im Labor gar nicht an.

Elispot

Dieser Test ist wie der LTT eine Methode zum Nachweis zellvermittelter Immunreaktionen, allerdings sollen zytokinproduzierende Zellen nachgewiesen werden. 2006 liefen erste Versuche, eine Korrelation zur Blutdiagnostik zu erkennen, mit unbefriedigendem Erfolg. Das kann sich ändern.

CD-57-Lymphozytenstatus bei chronischer Borreliose

Bereits 2002 berichteten die amerikanischen Ärzte Stricker, Burrascano und Winger über eine Reduzierung der CD-57-Lymphozyten bei Langzeit-Borreliosepatienten über einen Beobachtungszeitraum von zehn Jahren. Es gibt derzeit aber noch keine Standardwerte, ab wann CD-57 als niedrig oder normal angesehen wird. Einige Labore vermuten einen normalen Wert bei 60 bis 90, wobei bei chronischen Patienten Werte zwischen 18 und 35 gefunden wurden, was der Diagnostik bei negativen Laborwerten auf die Sprünge helfen könnte.

ANA in der Borreliose-Serologie

ANA ist der Überbegriff für Antinukleäre Antikörper. Aus ungeklärten Gründen produzieren unsere Abwehrzellen manchmal Antikörper, die sich gegen uns selbst richten. Es gibt zum einen Antikörper, die auf die Organe zielen. Speziell ANA richten sich gegen den Zellkern, der in den meisten Zellen des Körpers vorhanden ist. ANA tauchen im großen Blutbild auf und können auf eine Autoimmunerkrankung hinweisen, bei der sich der Körper gegen die eigenen Zellen wehrt. ANA sind nicht automatisch ein Anzeichen einer Erkrankung, sondern müssen im Zusammenhang mit Beschwerden und den übrigen Befunden eines Patienten beurteilt werden. Besonders Menschen über 60 Jahre zeigen positive Befunde, ohne dass eine Erkrankung vorliegt.

ANA lassen manchen Diagnostiker an einer Borreliose zweifeln. Gelten sie doch unter anderem als Krankheitsverlaufmarker bei Lupus erythematodes (Sammelbegriff für Autoimmunerkrankungen der Haut und innerer Organe), der sich ähnlich wie bei einer Borreliose durch Hautrötungen, Gelenkbeschwerden und Herzbeschwerden zu erkennen gibt. ANA können auch hinweisen auf Erkrankungen wie Systemische Sklerose (Bindegewebsentzündung mit Verhärtungen, Fingerunbeweglichkeit), Polymyositis (Muskelschmerzen), Dermatomyositis (Muskelschmerzen, Hautverfärbungen), Primäres Sjögren Syndrom (Augen- und Mundtrockenheit) und andere.

Visual Contrast Sensitivy-Test (VCS)

Dieser Sehtest, der uns im Jahr 2002 aus Amerika erreichte, will das Defizit beim mangelhaften Kontrastsehen von seronegativen Borreliose-Kranken als Indiz für eine vorhandene Borreliose einsetzen. Der amerikanische Arzt Ritchie C. Shoemaker M.D. entdeckte, dass eine Reihe von Erkrankungen durch Nervengifte (Neurotoxine) ausgelöst wird. Die Lyme-Borreliose zählt er dazu. Neurotoxine schädigen das Gehirn und die Sehnerven, was sich in einem Defizit im Weiß-Grau-Schwarz-Sehen niederschlägt, erforschte der amerikanische Toxikologe Dr. Hudnell, von dem es bei Redaktionsschluss leider keine offiziellen Verlautbarungen gibt außer in dem Buch von Shoemaker „The Inside Story Of How An American Doctor Discovered A Threatening New Family Of Enviromental Diseases And How Top Stop Them" Gateway Press, Inc. Baltimor, MD 2001, ISBN: 0-96655351-9.

Bei diesem Sehtest handelt es sich um ein Display mit fünf Reihen runder Kreise, in denen sich graue Linien befinden, die nach links, rechts oder gerade nach oben verlaufen. Die Linienstärke verringert sich von oben nach unten, die Farbstärke von links nach rechts. Die Testperson hält dieses Display mit einer Schiene im Abstand von 46 Zentimetern vor sich in gutes Licht und soll dann mit einem Auge die jeweiligen Linienrichtungen erkennen. Ein Defizit im Weiß-Grau-Schwarz-Sehen, so Schoemaker, dokumentiere das Vorhandensein eines speziellen Neurotoxins, das von Borrelien gebildet wird.

2006 berichtete der selbst von Borreliose betroffene Internist Prof. Dr. med. Fred Hartmann, Ansbach, von „durchweg guten übereinstimmenden Ergebnissen" bei Sehtests von mehr als 4000 Patienten. Allerdings gebe es trotz Vorhandensein klinischer Symptome auch negative Resultate, zum Beispiel bei akuten Borrelieninfektionen, bei Mischinfektionen, nach der Einnahme des Wirkstoffes Ibuprofen (in mehr als 100 Pharmaka enthalten), sowie bei Menschen, die regelmäßig Alkohol trinken.

Den Test kann man im Internet für 50 Dollar herunterladen oder bei Prof. Hartmann absolvieren. Er hat auch eine interessante Therapie anzubieten, wie man dieses Nervengift wieder los wird (siehe Seite 96, Therapie).

Zecken-Schnelltest in der Apotheke

Weil die serologische Diagnose der durch Zeckenstich hervorgerufenen Lyme-Borreliose wegen der langsamen Antikörperbildung frühestens nach vier bis sechs Wochen ein Ergebnis zeigen kann, bieten zunehmend Apotheken einen direkten Erregertest (PCR) an der gefundenen Zecke an. Zu einem Preis zwischen 30 und 60 Euro erfährt man innerhalb von wenigen Tagen, ob die tot oder lebendig eingeschickte Zecke Borrelien in sich trug.

Dieses Laborresultat zieht jedoch widersprüchliche, möglicherweise gefährliche Konsequenzen nach sich. Bei einem falsch-negativen Ergebnis, dass sich unter anderem durch laienhafte, nicht fachgerechte Entfernung der Zecke zwangsläufig ergibt, wähnen sich die Gestochenen in falscher Sicherheit und vertrödeln selbst bei späterem Auftauchen der typischen Wanderröte oder typischer Erstsymptome den Gang zum Arzt. Bei einem positiven Test neigen Ärzte dazu, den Patienten prophylaktisch mit „etwas" Antibiotika zu versorgen, selbst wenn keine Infektionssymptome vorliegen. Zwar offenbarte eine Studie aus 2002, dass etwa 23 Prozent der Menschen an einer Borreliose erkrankten, deren Zecke positiv getestet war. Es gibt jedoch weltweit noch keine evaluierte Studie darüber, was eine prophylaktische Antibiotikatherapie beinhalten muss.

Mehr Schaden als Nutzen

Prof. Dr. rer. nat. Jochen Süss, Leiter des Nationalen Referenzlabors für durch Zecken übertragene Krankheiten am Friedrich Loeffler Institut, Jena, beurteilt diese Art von Tests als irreführend für Arzt und Patienten. „Es ist fahrlässig, die Diagnostik an der Zecke mit der Problematik beim Menschen (eventuelle Erkrankung und Diagnostik) direkt zu verknüpfen. Wir wissen nicht genau, wie viele von einer Zecke gestochene Menschen eine klinische Borreliose entwickeln. Studien in Europa und Nordamerika zeigten, dass zirka drei Prozent der von einer Vektorzecke Gestochenen eine Wanderröte ausbilden, also eine klinische Borreliose entwickeln. Dazu kämen noch hochgerechnet zirka drei Prozent Borreliosepatienten ohne Erythem. Eine prophylaktische Dosis von dem Antibiotikum Doxycyclin – meist nicht mehr als zwei oder fünf Tabletten – reicht nicht, um eine Borreliose zu heilen, kann aber über eine tatsächlich erlittene Infektion hinwegtäuschen, indem die Anfangssymptome unterdrückt werden. Wenn dann Monate später wirkliche Borreliosesymptome auftreten, ist die Zecke längst vergessen."

Sinnvoller sei es, so Süss, erst auf klinische Zeichen zu warten und dann eine tat-sächliche Borreliose mit ausreichender Dosis und über drei bis vier Wochen auszuthe-rapieren. Bei hoch exponierten Berufsgruppen verbietet sich ohnehin diese Art von Pro-phylaxe, die dann über Wochen bis Monate immer erneut durchgeführt werden müsste. Es herrscht Konsens zwischen allen Experten, dass bei der Lyme-Borreliose an Hand des klinischen Bildes (Symptome) die Therapieentscheidung gefällt wird und die Serologie in die Diagnosesicherung eingeht und mehr nicht.

Therapie

Viele Patienten bringen ihre Krankheit zum Arzt, so wie sie ihren Mantel in die Reinigung tragen. Doch im Gegensatz zur Reinigung, die sich ohne Zutun des Kunden um die Wiederherstellung des ursprünglichen Zustands bemüht, ist die Therapie kein einseitiges Arrangement sondern ein therapeutisches Bündnis, idealerweise auf gleicher Augenhöhe.

Seltsamerweise sind es überwiegend ausländische Ärzte wie die Schweizerin Dr. med. Laurence Meer-Scherrer oder Dr. med. Joseph J. Burrascano Jun. aus East Hampton, N.Y., die an das Konzept einer „therapeutischen Allianz" appellieren. Das bedingt, dass der Patient als Teil des medizinischen Teams selbst Verantwortung für die Einhaltung ärztlicher Empfehlungen übernimmt, indem er für seine bestmögliche körperliche Verfassung sorgt und offen über jedwede Probleme und Beschwerden berichtet. Aber auch die betreuenden Ärzte sind gehalten, dem Patienten gewissenhaft zuzuhören und seine manchmal absonderlichen oder unzusammenhängenden Beschwerden nicht abzuwürgen, auch wenn sie auf den ersten Blick nicht plausibel erscheinen.

Wissen bündeln

Die Problematik, dass die verschiedenen medizinischen Fakultäten kaum miteinander kommunizieren und dass Borreliose – mit Ausnahme der neuen Bundesländer und Berlin – nicht meldepflichtig ist, verpflichtet den kompetenten Patienten zur eigenen Informationsstrategie. Jeder, der sich bewusst ist, an Borreliose zu leiden oder zumindest den berechtigten Verdacht hegt, sollte sich ein Archiv anlegen, in dem er seine Befunde (Laborwerte, Arztbriefe, Röntgen-, Ultraschall- und MRT-Bilder) sammelt. Weil häufig nur die Vielzahl der Borreliosesymptome ein beurteilungswertes Gesamtbild erzeugt, helfen dem interessierten Arzt Kopien von Vorbefunden bei seiner Meinungsbildung.

Der richtige Zeitpunkt

Es soll Ärzte geben, die prophylaktisch nach einem Zeckenstich sofort Antibiotika verordnen. Wie viel und ob das Sinn macht, ist bis heute nicht erwiesen und darüber scheiden sich die Meinungen eklatant. Die einen Ärzte tun es zur Beruhigung des Patienten; die anderen sehen darin die Gefahr, dass durch „ein paar Pillen" mögliche Anfangssymptome einer wirklichen Infektion unterdrückt werden. Wenn dann Monate oder Jahre später doch Symptome auftauchen, denkt niemand mehr an die Zecke.

Das Erythema migrans ist der Startschuss

Mit Borreliose erfahrene Mediziner sind sich einig, dass eine Behandlung der Borreliose in jedem Stadium sinnvoll ist. Je früher therapiert wird, umso größer sind die Chancen auf vollständige Heilung. Das Auftauchen eines Erythema migrans ist allerdings der unbedingte Startschuss für eine antibiotische Therapie. Ärzte, die diese aussichtsreiche Phase vertrödeln, weil sie erst noch Bestätigung durch einen Labortest suchen, sollte man auf den Mond schicken oder besser zu einer Ärztefortbildung.

In den meisten Fällen einer schnell therapierten Borreliose bleiben keine dauerhaften Schäden zurück. Je länger und schwerer die Borreliose allerdings vorliegt, umso weniger ist der Körper in der Lage, sämtliche Defekte zu reparieren. Aber selbst nach Jahrzehnte langem Leiden besteht die Möglichkeit, auftretende Schübe immer wieder mit Antibiotika und symptomatischer Begleitmedikation zu stoppen. Der Anteil Patienten, die nicht oder nicht mehr auf Antibiotika ansprechen, wird auf zehn bis zwanzig Prozent geschätzt (siehe Seite 111, Therapieversuche der Spätborreliose).

Muss es ein Antibiotikum sein?

Immer wieder werden wir in der Borreliose-Beratung nach Alternativen zu Antibiotika gefragt. Die Angst vor Nebenwirkungen und Resistenzen schüren leichtfertige Medienleute, die manchmal mit Recht überflüssige Antibiotikatherapien bei viralen Infektionen verteufeln. Es stimmt, dass Antibiotika Nebenwirkungen haben wie jedes andere Medikament, ja wie sogar Pfefferminztee. Schokolade macht auch glücklich und zugleich dick. Alles, was eine Wirkung hat, hat auch eine Nebenwirkung. Wenn man die kennt, kann man von vorne herein gegenwirken (siehe Seite 123, Therapie-Nebenwirkungen).

Das richtige Antibiotikum

Das richtige Antibiotikum gibt es nicht, noch nicht. Zukunftsmusik ist, dass man je ein Antibiotikum für jede Spezies von Borrelien zur Verfügung hat, gegebenenfalls eine Mischung bei Co-Infektionen. Doch die Pharmaindustrie ist desinteressiert. Ein echtes Borreliose-Medikament ist reiner Wunschtraum. Zur Ermittlung wirksamer antibiotischer Therapieschemata wurden zahlreiche Studien durchgeführt, die aber mit Problemen behaftet waren, berichtete 2006 Prof. Roland Nau, Uniklinik Göttingen.

1. Die Diagnose war nicht immer mit Sicherheit zu stellen.
2. Die Zahl behandelter Patienten lag in den meisten Studien zu niedrig.
3. Die Spontanheilungsrate in den Stadien 1 und 2 ist hoch.

4. Im Stadium 3 bessert sich die Symptomatik trotz effektiver Behandlung nur langsam.

Antibiotika bewirken hauptsächlich eine Irritation der Bakterienzelle. Mit geschwächten Bakterien kann die körpereigene Abwehr eher fertig werden. Ein Antibiotikum ist nicht automatisch Penicillin, wenngleich dies das erste Bakterien schwächende Mittel war, entdeckt 1929 von dem Schotten Alexander Fleming. Seit Ende der 40er-Jahre bis Anfang der 70er-Jahre wurden jährlich etwa 200 antibiotisch wirksame Substanzen entdeckt. Danach konzentrierte sich die Wissenschaft hauptsächlich darauf, einige wenige der bekannten Substanzen weiter zu entwickeln. Noch gibt es keine universell wirksame Antibiotikatherapie. Jedes einzelne Antibiotikum muss nach Alter, Körpergewicht, erreichbarem Blutspiegel, Magen-Darm-Verträglichkeit und Medikamenten-Intoleranz ausgewählt werden. Vor allem: Ein 100-Kilo-Mann von 1,90 Meter Größe darf nicht mit der gleichen Dosis wie ein eine 55-Kilo-Frau behandelt werden.

Das hauptsächliche Therapieproblem ist, dass sich Borrelien in Körperregionen verschanzen, wie beispielsweise das Bindegewebe oder Gelenkspalten, in die man mit Antibiotika schlecht hinkommt. Hier hilft nur starke Dosierung, was nicht mit jedem Antibiotikum möglich ist, will man Nebenwirkungen so gering wie möglich halten. Bei Redaktionsschluss begann eine wissenschaftlich begleitete Fall-Kontroll-Studie, in der man die Wirkung einer antibiotischen Medikation in Verbindung mit Sauerstoff und dem Aufenthalt in einer Druckkammer untersuchte.

Im Laufe der vergangenen Jahre wurden viele Antibiotika als hochwirksam gepriesen und wieder verworfen, weil sich Wirksameres in den Vordergrund schob. Insofern muss bei den nachfolgenden Angaben auf den „Stand des Wissens bei Redaktionsschluss" hingewiesen werden. Am aktuellsten informiert sind in der Regel der Borreliose Bund Deutschland e. V., seine Mitglieder und die angeschlossenen Selbsthilfegruppen.

Kein Therapie-Standard

Auch wenn uns das einige selbsternannte Borreliosespezialisten Glauben machen wollen: Es gibt bis heute keine universell wirksame antibiotische Therapie. Die Wahl des Medikaments, seine Dosierung und die Dauer der Einnahme hängen ab von der Individualität des Patienten und der Erfahrung des Arztes mit einer bestimmten Therapie. Einflussgrößen sind Dauer und Schwere der Erkrankung, das Vorliegen von Ko-Infektionen, Immunschwächen, vorangegangene Therapien (möglicherweise mit immunsupprimierenden Medikamenten), Alter, Gewicht, erreichbare Blutspiegel, Magen-Darm-Verträglichkeit sowie die Geduld und Disziplin des Patienten.

Als wirksamste Antibiotika gegen Borrelien in allen Stadien gelten Tetracycline, einschließlich Doxycyclin (wirkt auch gegen Ehrlichien) und Minocyclin. In zu geringen

Dosen verabreicht, wirken sie bakteriostatisch, d. h. sie hemmen nur die Vermehrung der Bakterien. Allerdings sind die notwendigen hohen Dosierungen (je nach Körpergewicht) nicht immer gut verträglich. Bei ungenügend hohen Blutspiegeln trifft man hier häufige Therapieversager. Aber welcher Arzt untersucht das?

Penicilline wirken bacterizd (Bakterien abtötend). Sie zählen zu den sogenannten Betalactam-Antibiotika, zu denen auch die heute häufig eingesetzten Cephalosporine gehören. Cephalosporine der dritten Generation gelten wegen ihrer ausgezeichneten Gewebegängigkeit zu den wirksamsten Antibiotika in späteren Krankheitsstadien. Auch hier muss ein dauerhaft hoher Blutspiegel angestrebt werden, der durch die gleichzeitige Gabe von Probenecid (ein Gichtmittel) unterstützt werden kann. Leider macht da nicht jeder Arzt mit.

Alternativ wird Benzathin-Penicillin als intramuskuläres Depotpräparat diskutiert. Besonders in den USA werden damit Chroniker behandelt. Das Retardpräparat bewirke einen langen gleichmäßigen Blutspiegel, berichtete Dr. Burrascano 2005, sei gut magen- und darmverträglich und fördere nicht das Wachstum von Hefepilzen. Es wird drei- bis viermal wöchentlich über sechs bis zwölf Monate gegeben und teilweise von den Patienten selbst gespritzt.

Ceftriaxon (Rocephin) wird einmal oder in zwei Dosen täglich intravenös gegeben. Es ist das wohl am meisten untersuchte und eingesetzte Antibiotikum in der Borreliose-Therapie, hat allerdings den Nachteil, dass sich Rocephin-Kalksalze in der Galle ablagern und bei Gallendisponierten zu Gallengries und Gallensteinen führen können. Es wird vermutet, dass man diese Probleme verringert, indem das Rocephin mit Unterbrechungen gegeben wird, zum Beispiel fünf Tage hintereinander und dann zwei Tage Pause. Betroffene mit langer, chronischer „Borreliose-Karriere" bevorzugen eine Einmal-Dosis Rocephin von vier und mehr Gramm zu dem Zeitpunkt, wenn sich ein neuer Schub mit Macht ankündigt.

Auch Cefotaxim (Claforan) ist ein Antibiotikum aus der Gruppe der Cephalosporine, das Bakterien abtötet, indem es bei den Bakterien den Aufbau einer neuen Zellwand hemmt. Man kann damit wesentlich höher dosieren. Die ambulante Tagesdosis beträgt morgens zwei und zwölf Stunden später vier Gramm. Je nach Schwere der Symptome sind Dosiserhöhungen bis zwölf Gramm pro Tag möglich, die dann in drei bis vier Einzelgaben im Abstand von acht oder sechs Stunden verteilt werden. Solche Therapien sind nur noch stationär möglich. Cefotaxim wird nur zu fünf Prozent über die Galle ausgeschieden, verursacht keine Gallensteine oder Gallengrieß, beeinflusst die Darmflora weniger als Rocephin, besitzt aber eine extrem kurze Halbwertzeit von 73 Minuten. Danach verpufft die Wirkung. Amerikanische Kliniker glauben, dass Cefotaxim als Dauerinfusion wirksamer sei. Zu bedenken ist erneut, dass in den USA vorwiegend Borrelia burgdorferi vorherrscht und man nicht grundsätzlich alles Wissen auf Europa übertragen kann.

Neue Antibiotika

Der Ruf nach neuen Medikamenten durchdringt nur zögernd die Schallmauer der Pharmaforschung. Studien aus dem Jahr 2004 (Institut für Medizinische Mikrobiologe am Universitätsklinikum Frankfurt am Main) stellen in Aussicht, dass neben Tetracyclinen und Beta-Lactamen auch moderne Chinolone und Ketolide zumindest im Reagenzglas gegen Borrelien wirksam sind.

Metronidazol

Das unter dem Namen Clont bekannte Medikament (Wirkstoff Metronidazol) wurde ursprünglich nur bei Trichomonadenbefall verschrieben und dann auch nur maximal zehn Tage. Nun taucht es immer häufiger in Therapieempfehlungen als Ergänzung der Antibiotikapalette auf, weil es offenbar in der Lage ist, die zystischen Formen von Borrelia burgdorferi zu knacken, was andere Antibiotika wie Penicilline und Cephalosporine nicht schaffen.

Während der Behandlung dürfen Frauen nicht schwanger sein oder werden, weil Missbildungen zu befürchten sind. Alkohol ist streng verboten, weil schwere Befindlichkeitsstörungen wie Übelkeit, Kopfschmerzen und anderes zu erwarten sind. Metronidazol fördert die Ansiedelung von Pilzen und kann das Nervensystem in Form von Taubheitsgefühlen, Benommenheit und Reizbarkeit beeinträchtigen. Gravierende Herxheimer-Reaktionen kommen bei fast allen Patienten vor.

Verschiedene Therapie-Schemata

Die hier vorgestellten Therapie-Schemata beanspruchen nicht das Recht auf Ausschließlichkeit und Vollständigkeit, es sind Rettungsversuche einzelner Ärzte und Arztgruppen. Es gibt dabei positive wie negative Resultate, Erfolgsheilungen und Therapieabbrüche und leider keine wissenschaftlichen Studien.

Donta-Schema

Drei Monate lang morgens und abends je 500 Milligramm Clarithromycin (z.B. Klacid forte, Mavid), dazu 200 Milligramm Hydroxychloroquine (bei Unverträglichkeit einschleichend mit 100 Milligramm beginnend), als Pilzprophylaxe 1 Milliliter Ampho-Monoral-Suspension oder alternativ 200 Milligramm Nystatin.

Donta-Klemann-Schema

Dr. med. Wolfgang Klemann, Pforzheim, behandelt in leichteren Krankheitsfällen zunächst oral mit täglich drei- bis viermal je 500 Milligramm Tetracyclin über 20 Tage. Bei unzureichender Wirkung und Unverträglichkeit wird auf intravenös umgestellt. Wie Donta sieht er eine Proportionalität der Behandlungsdauer einer Borreliose mit der Krankheitsdauer bis zur Diagnosestellung.

Die Donta-Studie weist Behandlungszeiträume zwischen einem und 18 Monaten auf im Mittel 6 Monate. Bei einer Krankheitsdauer von über drei Jahren vor Behandlungsbeginn könne die erste Symptomverbesserung auch erst nach zwölf Wochen zu erkennen sein. Weil Tetracyclin nicht in Ampullenform zur Verfügung steht, ersetzt Klemann die Donta-Empfehlung Clarithromycin durch 200 Milligramm Doxycyclin intravenös in Kombination mit 500 Milligramm Tetracyclin oral und das über 20 Tage. Je nach Symptomrückläufigkeit folgen 14-tägige Behandlungszyklen bis zum Abklingen der Symptome.

Als Alternative gibt Klemann Klacid, jeweils 500 Milligramm täglich (die Hälfte morgens intravenös, den Rest abends oral) über zehn bis zwanzig Tage. Nach ein bis zwei Wochen Pause erfolgen weitere Behandlungszyklen bis zum Abklingen der Symptome. In hartnäckigen Fällen gibt er eine Kombination von Doxycyclin oder Tetracyclin zusammen mit Klacid. Diese Medikamente blockieren die Proteinsynthese, jedoch über unterschiedliche Enzymstraßen und erzielen einen potenzierenden Effekt in Bezug auf Hemmung und Abtötung von Bakterien.

Gasser-Schema

Diese gemeinsam von Prof. Dr. Robert Gasser, Graz, und Prof. Dr. Emil C. Reisinger, Universität Rostock, entwickelte Kombinationstherapie wird in Bezug auf Therapiezyklen sehr unterschiedlich gehandhabt. Ein Therapiezyklus läuft in der Regel über fünf bis sechs Wochen und besteht aus täglich zweimal 150 Milligramm Roxithromycin plus zweimal 100 Milligramm Trimethoprim und einer nachträglichen Gabe von einmal drei Milligramm Wobenzym. Während Gasser beliebig oft wiederholte Zyklen publiziert, plädiert Reisinger für maximal zwei Zyklen, sonst sei es keine Borreliose.

Gasser-Abwandlung 1

Vorhandene Co-Infektionen mit Ehrlichien machen zu Weilen den Einsatz von Doxycyclin (300 Milligramm oral oder 200 bis 300 Milligramm intravenös) und zusätzlich Tetracyclin notwendig, berichtet ein stark frequentierter Arzt aus Baden-Württemberg. 14 Tage Rocephin, wie es die meisten Protagonisten empfehlen, habe nur einem Teil seiner Patienten und nicht bei chronischer Borreliose geholfen. Selbst nach fünf Wochen Rocephin gäbe es häufig Rezidive, vermutlich wegen des gleichzeitigen Vorhandenseins von Ehrlichien und Persister-Formen der Borrelien. Auffallend häufig zeige sich bei Borreliosepatienten ein Mangel an B-Vitaminen, hauptsächlich B12.

Gasser-Shomaker/Hartmann-Schema

Prof. Dr. Fred Hartmann, Ansbach, vertritt die Auffassung, dass Borreliose eine neurotoxische (Neurotoxin = Nervengift) Erkrankung sei und bezieht sich dabei auf den amerikanischen Arzt Dr. Richie C. Shoemaker und den Toxikologen Dr. Hudnell. Die Hypothese sieht so aus, dass Borrelia burgdorferi ein Nervengift erzeugt, das an Fettmoleküle gekoppelt den Körper durchwandert und dabei Gehirn, Nerven, Muskulatur und Bindegewebe nachhaltig schädigt. Hudnell fand heraus, dass der erkrankte Mensch diese Neurotoxine, die vielfältige Symptome erzeugen, nicht los wird, weil sie über den Darm rückresorbiert werden. Daraus resultierte Shoemakers Ansatz, dass eine fettabsorbierende Therapie mit dem Lipidsenker Colestyramin die Neurotoxine binden und ausleiten würde. Ein Therapiezyklus beginnt mit Antibiotika (Doxycyclin, Rocephin oder Claforan) über 21 Tage. Ab dem zehnten Tag startet die zusätzliche Einnahme von Colestyramin, ein Pulver, das man wegen des Geschmacks in Saft aufschlagen und trinken kann. Hartmann empfiehlt am Beginn einen Beutel pro Tag mit Steigerung bis zu drei Beuteln in der dritten Woche und diese Dosis dann bis zu einem halben Jahr, sofern sich die Beschwerden nicht früher bessern. Man muss dabei tüchtig Wasser trinken, um den Darm in Bewegung zu halten. Bei nicht abklingenden Beschwerden empfiehlt Hartmann die Therapie mit Fluconazol (siehe Seite 97, Schardt-Schema) und gibt 14 Tage Metronidazol.

Shoemaker/Hartmann-Schema als Bremer Modell

Die Bremer Selbsthilfegruppe optimiert die Shoemaker/Hartmann-Therapie mit der zusätzlichen Einnahme von Vitaminen wie zum Beispiel Orthomol Vital F als Granulat und einer Kapsel Omega-3-Fettsäuren. Alternativ: „Centrum A-Z".

Das gepulste, modifizierte Dresdner Schema

Sanitätsrat Dr. med. Wilfried Krickau, Dresden, der sich 2005 in den Ruhestand verabschiedete, hinterlässt sein weiterentwickeltes, ursprünglich „Heidelberger Schema" genanntes Therapieregime, eine Kombination vier verschiedener Antibiotikagruppen (Tetracycline, Penicilline, Makrolide und Cephalosporine der 3. Generation), die im dritten Krankheitsstadium jeweils zehn Tage lang mit je einer achttägigen Pause eingenommen werden. Je nach Beschwerden kommen zusätzlich Naturheilverfahren wie Sauerstofftherapie, Laserakupunktur, Nosoden und anderes zum Einsatz. (Quelle: Borreliosen, Verlag Edition Krickau, 2003, 160 Seiten, ISBN 3-9809101-0-5)

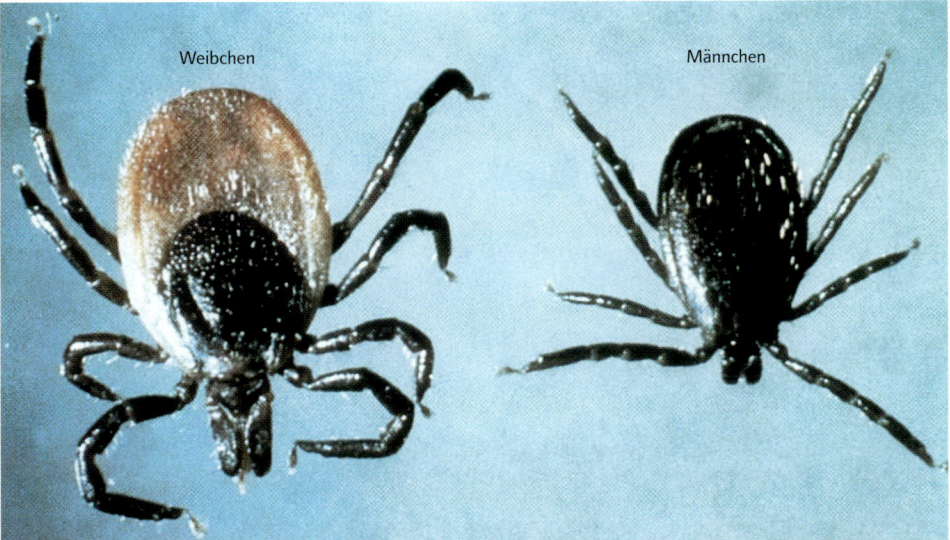

Zwei erwachsende (adulte) Schildzecken lnodes ricinus, auch Holzbock genannt. Rechts ein Männchen, links ein ungesogenes Weibchen. Beim Männchen bedeckt der Schild den ganzen Körper. Beim Weibchen ist nur der vordere Teil durch den Schild bedeckt, damit für die Eierproduktion genug Blut aufgenommen werden kann. Ein vollgesogenes erwachsenes Weibchen ist 100 bis 200 mal schwerer als ein ungesogenes. (Quelle: Baxter)

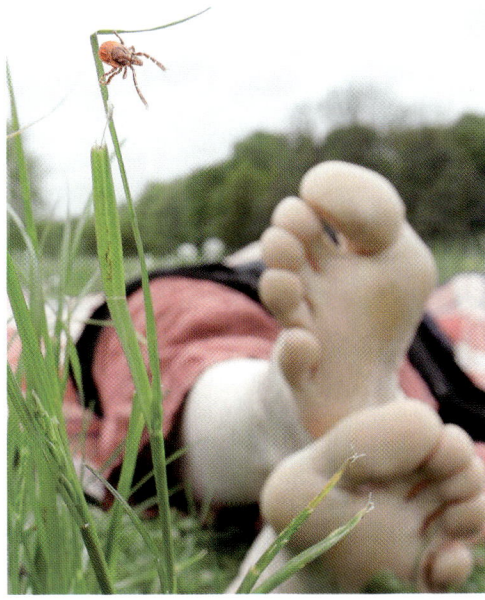

Zecken fallen nicht von Bäumen, sondern erklettern Grashalme und Zweige. (Quelle: Baxter)

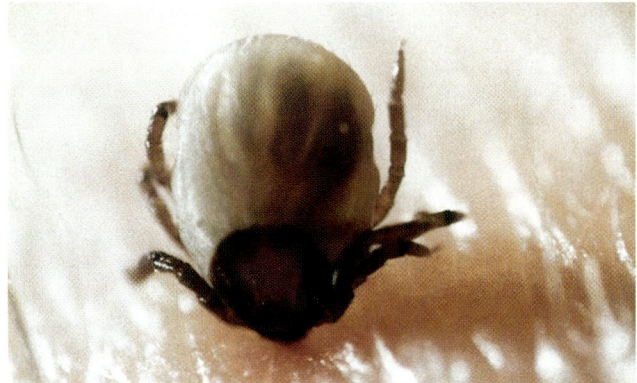

Zecke beim Saugen (Quelle: Baxter)

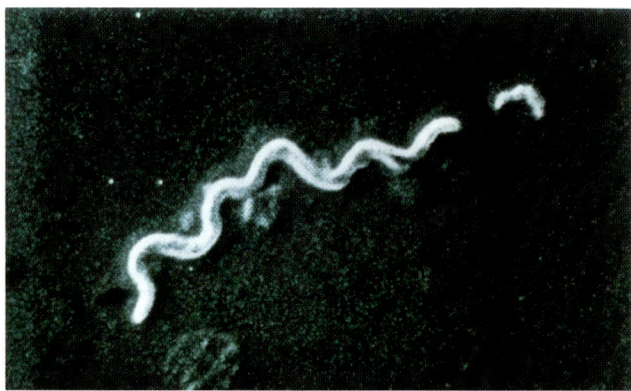

Borrelia burgdorferi gehört zur Gattung großer, beweglicher, schraubenförmiger Bakterien. (Quelle: Baxter)

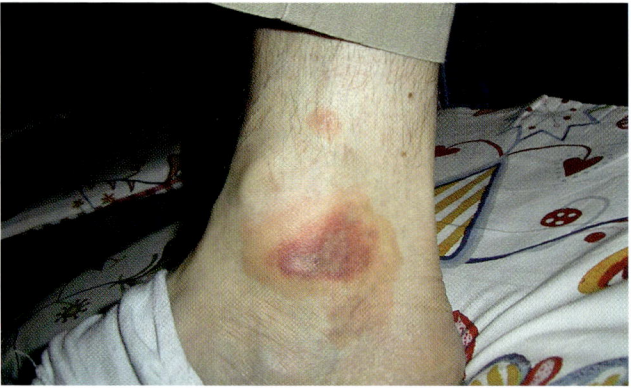

Die sogenannte Wanderröte (Erythema migrans) entwickelt sich um die Einstichstelle als Fleck oder Ring. Aber nicht jede Infektion meldet sich mit dieser – nicht immer kreisrunden – Wanderröte! (Quelle: Baxter)

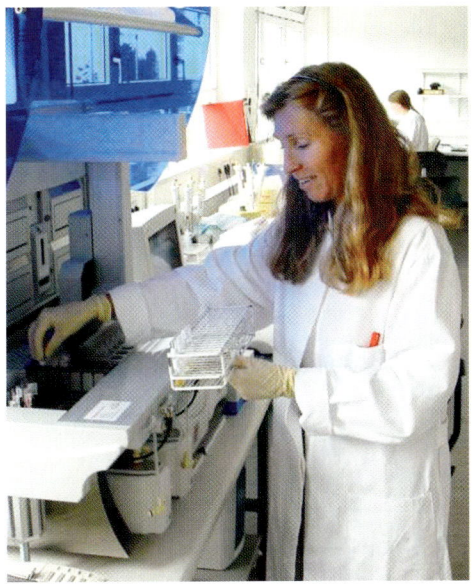

Der ELISA-Test wird vollautomatisch abgewickelt.
(Quelle: Medizinisches Labor Bremen)

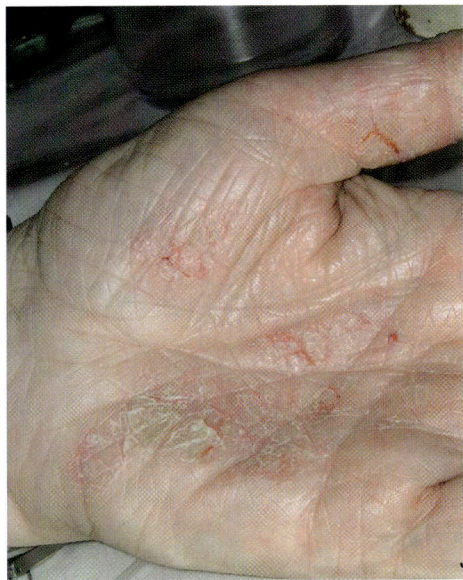

Eines der vielen Symptome: entzündete, rissige Haut.
(Quelle: Reinhard)

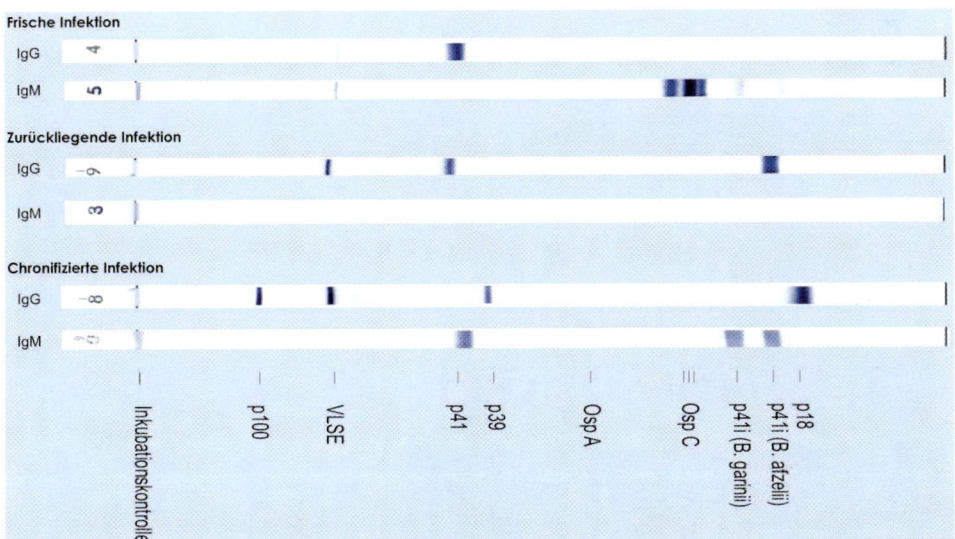

Im Blot kennzeichnen die verschiedenen Banden unterschiedliche Antikörper. (Quelle: Medizinisches Labor Bremen)

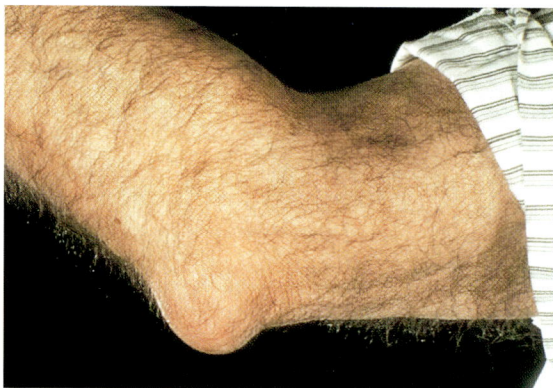

Ein Borrelien-Lymphozytom entwickelt sich
bevorzugt an Ohrläppchen, Brustwarzen oder
wie hier im Bild am Ellenbogen. (Quelle: Baxter)

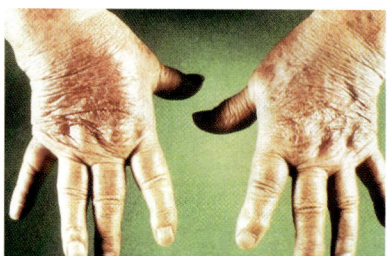

Die Hautentzündung Acrodermatitis chronica
atrophicans zählt zu den Spätfolgen der
Borreliose. Über der rot-bläulichen Verfärbung
knittert sich die Haut pergamentartig.
(Quelle: Baxter)

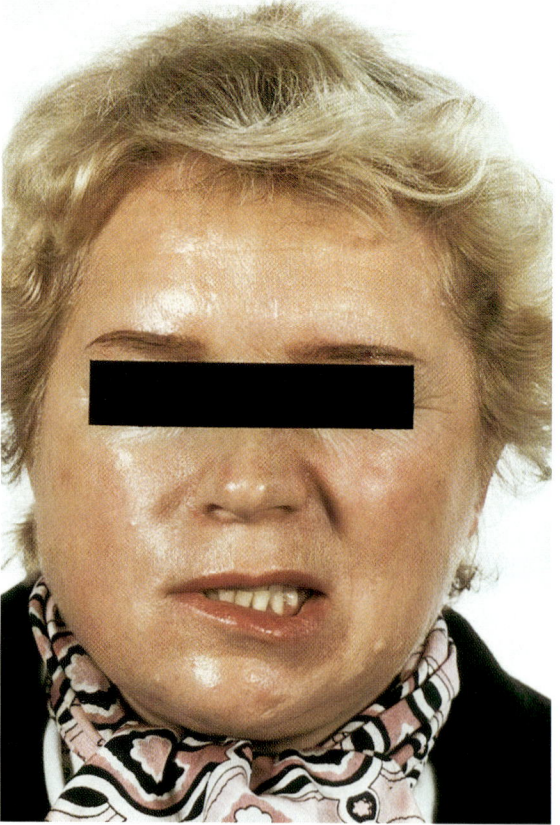

Unter einer Neuroborreliose kommt es häufig
zu Lähmungen oder Teillähmungen wie hier im
Gesicht. (Quelle: Baxter)

Bedauerlicherweise war Krickau nicht dazu zu bewegen, seine jahrelangen Patienten-erfahrungen zu dokumentieren.

Schardt-Schema

Prof. Dr. med. Fritz Schardt, Betriebsarzt an der Uni Würzburg, berichtete 2005 von der Heilung seiner eigenen schweren Neuroborreliose und der anderer Patienten mit dem Antimykotikum Diflucan. Dieses Mittel gegen Pilze, das zwar keine Borrelien ab-tötet, aber deren Wachstum hemmt und – im Gegensatz zu Doxycyclin, Erythromycin und Cephalosporinen (z. B. Rocephin) – die Blut-Hirn-Schranke zu überwinden ver-mag, durfte sich in einer ersten Studie beweisen, veröffentlicht im European Journal Of Medical Research, 30.7.2004, Volume 9/7. Die Therapie sieht so aus, dass man täglich morgens und abends jeweils 100 Milligramm Diflucan oral einnimmt und das je nach Schwere der Befindlichkeit über 25 oder 50 Tage. Dem schließen sich drei Wochen Peni-cillin V mit einer täglichen Dosis von 4,5 bis 6 Mega an. Ausführlicheres und Aktuelles findet man in Prof. Schardts Homepage www.neuroborreliose.net

Trend zur Kurz-Therapie?

Die optimale Behandlungsdauer eines Patienten mit später Lyme-Borreliose ist auch nach einer neuen amerikanischen Studie (Dattwyler et. al) nicht geklärt. Dabei wurden zwei Patientengruppen einmal 14 Tage und einmal 28 Tage mit Ceftriaxon behandelt. Die Heilungsrate betrug in der Gruppe mit Kurz-Therapie 76 Prozent, in der Lang-zeit-Gruppe 70 Prozent. (Quelle: Wiener Klinische Wochenschrift (2005) 117/11-12: 393–397)

Realistische Therapieziele

Therapie-Schemata kommen und gehen. Sie tauchen manchmal auf wie Hoffnungs-blitze oder versickern wieder. Sie sind richtig, wenn es dem Patienten dauerhaft besser geht. Trotzdem sind diese Schemata nicht der Weisheit letzter Schluss und entbehren der Vollständigkeit. Dankbar muss man Ärzten sein wie Frau Dr. Laurence Meer-Scherrer, Schweiz, die ihren KollegInnen auf Tagungen nahe bringt, dass man das Therapiekon-zept gemeinsam mit dem Patienten erarbeiten muss. Ziel bei der fortgeschrittenen Bor-reliose könne nicht mehr die totale Gesundung sein, sondern das Erreichen realistischer Therapieziele wie Schulfähigkeit bei Kindern, Arbeitsfähigkeit, Lebensqualität verbes-sern oder Invalidität vermeiden.

Begleitende Medikation

(Diese Hinweise sind keine wissenschaftlich begründeten Empfehlungen, sondern Patientenerfahrungen und Presseverlautbarungen.)

» Cortison ist keine Alternative zu Antibiotika, aber eine Ergänzung, wenn Entzündungen zum Beispiel in Zehen-, Knie- und Fingergelenken schnell gestoppt werden sollen. Meist genügt eine einmalige Injektion in das betroffene Gelenk, um die schmerzhafte Entzündung zum Abklingen zu bringen. Dies sollte aber erst „nach" Beginn der antibiotischen Therapie erfolgen, weil sonst die Gefahr der Chronifizierung der Borreliose droht. Bekannt ist, dass Menschen nach Cortisongabe nur verzögert oder gar keine Antikörper ausbilden. Das könnte also der Grund sein, warum man vorübergehend „seronegativ" getestet wird, obwohl Borreliosesymptome vorliegen (siehe auch Seite 101, Jarisch-Herxheimer-Reaktion).

» Verkrampfte, entzündete Muskeln können zu starken Schmerzen führen, die mit Analgetika abgeschwächt werden können. Hundert Mal besser als die Schmerzen auszuhalten, ist eine symptomatische Schmerztherapie, die zum Beispiel ermöglicht, das Immunsystem durch regelmäßige Bewegung mit Nordic-Walking-Stöcken durch den Wald oder zum Beispiel Aqua-Jogging im Tiefwasser hochzufahren.

» Pilzprophylaxe (siehe Seite 123, Therapie-Nebenwirkungen).

» Weil Borreliose oft mit einer Vielzahl von Symptomen einhergeht, wird der Arzt vielleicht parallel zu Antibiotika andere Medikamente verordnen.

» Aus den Reihen der Selbsthilfeorganisationen kommt die Empfehlung, das Immunsystem mit hohen Vitamin C-Gaben, mit Beta-Carotin, Vitamine E und B, Magnesium, Selen, Zinkorotat, Kaliumjodit und dem Coenzym Q10 zu stärken.

» Bei Gelenkschmerzen schwören einige Patienten auf Alpha-Liponsäure, täglich 300 Milligramm.

» Zum Erhalt der Darmflora während der antibiotischen Therapie empfehlen einige Borreliose-Erkrankte die abwechselnde Einnahme von Perenterol forte oder Hamadin (Saccharomyces boulardii) und Omniflora (Lactobacillus gasseri). Die Ausscheidung aus Galle und Leber unterstützen pflanzliche Cheiranthol-Tropfen. Tee aus Buchweizenkraut (Fagorutin) soll die Durchblutung verbessern.

Was der Arzt zusätzlich tun kann

»   Vitamin B_{12}-Status überprüfen. Bei Mangelerscheinungen können Vitamine B_1, B_6 und B_{12} intramuskulär verabreicht werden.

»   Magnesium-Status überprüfen. Unter gravierendem Magnesium-Mangel kann es zu gesteigerten Reflexen, Muskelzuckungen, Muskelkrämpfen und verstärkter Erregbarkeit des Herzmuskels kommen. Abhilfe bringen orale Darreichungen. Bei starken Beschwerden helfen intravenöse oder intramuskuläre Verabreichungen, am verträglichsten und wirksamsten in täglichen Mischungen in Kombination mit Selen und Zink, was selbst bei Privatkrankenkassen auf Murren stößt.

»   Gewichtszunahme kann ein Zeichen von Insulinresistenz sein. In den USA ist bekannt, dass Borreliose mit einer Schilddrüsen-Unterfunktion in Verbindung steht. Deutsche Schilddrüsen-Experten verneinen das. Wer spürbar zunimmt, ohne mehr zu essen und gleichzeitig über Müdigkeit und Frösteln klagt, sollte seinen Trijodthyronin-Spiegel (FT3) prüfen lassen.

Begleitende Maßnahmen

(Diese Hinweise sind keine wissenschaftlich begründeten Empfehlungen, sondern Patientenerfahrungen.)

»   Nicht nur bei Borreliose indizierter Nackensteife und Fibromyalgie-Symptomen lindern heiße Duschen, Entspannungsbäder, Fangopackungen und krankengymnastische Übungen schmerzhafte Verspannungen. Schnelle Wärme bringt ein Gel-Schulterkissen, das man in der Mikrowelle aufheizen kann. Es hält die Wärme bis zu 30 Minuten.

»   Ein wirksames „Instrument" zur Muskelentkrampfung ist die „Heiße Rolle". Dazu wird ein Handtuch mehrfach gefaltet, fest aufgerollt und aus der Mitte heraus mit heißem Wasser getränkt. Die nasse, langanhaltende Hitze wirkt sehr wohltuend beim Betupfen der schmerzhaften Stellen.

»   Unter antibiotischer Behandlung ist die Sicherheit der „Pille" in Frage gestellt. Deshalb sollten während der Therapie andere Empfängnis verhütende Maßnahmen zusätzlich eingesetzt werden. Einige Antibiotika gehen in die Muttermilch über. In diesen Fällen sollte man die Milch abpumpen und vernichten oder gleich vor Therapiebeginn abstillen.

Aus Reihen der Selbsthilfegruppen stammen zur Beschwerdelinderung folgende Empfehlungen:

- » Kein Schweinefleisch, auch keine Wurst vom Schwein,
- » kein Kaffee,
- » kein Nikotin,
- » kein Alkohol, besonders kein Bier,
- » drei Liter Flüssigkeit täglich,
- » bei Müdigkeit regelmäßig Mittagsschlaf,
- » Spaziergang vor dem Schlafengehen,
- » Sonnenbäder/Sauna, so weit es vertragen wird,
- » täglich frisches Obst und Gemüse,
- » saisonale, regionale Ernährung,
- » keine Fertiggerichte,
- » keine Lebensmittel mit Konservierungsstoffen.

Die geeignete Dosis

(Diese Hinweise sind keine wissenschaftlich begründeten Empfehlungen, sondern Patientenerfahrungen.)

» Immer wieder erzählen Borreliose-Patienten in Selbsthilfegruppen, dass sie mit einer Drei-Tage- oder einer Wochenration an Antibiotika „abgespeist" wurden. Die Zurückhaltung bei der Arzneimittel-Verordnung trieb nicht nur bei Borreliose seltsame Blüten zum Nachteil der Patienten, aber auch der gesamten Therapiekosten.

» Die antibiotische Therapie soll Stadium- und Symptomabhängig erfolgen, wo bei die Dosierungsempfehlungen zu Redaktionsschluss lauteten: Patienten mit Erythema migrans (erstes Stadium) erhalten zwei- bis viermal (abhängig vom Körpergewicht) pro Tag 100 Milligramm Doxycyclin oral über dreibis vier Wochen. Alternativ (bei Unverträglichkeit) wird Amoxicillin ein- bis dreimal 1 Gramm über den gleichen Zeitraum gegeben.

» Diese Empfehlung – allerdings unbedingt wenigstens vier Wochen – gilt auch für das zweite Stadium, solange außer Hautveränderungen keine Organe betroffen sind und die Lyme-Borreliose erst wenige Wochen oder Monate anwesend ist.

» Borrelien vervielfältigen sich im Vergleich zu anderen Bakterien sehr langsam. Ihre Generationszeit beträgt 8 bis 20 Stunden. Wenige antibiotisch nicht erreichte Borrelien genügen, um sie erneut zu einer Armee anschwellen zu lassen, die meist im Monatsrhythmus für mehr Schmerzen und stärkere Symptome sorgt.

»   Im dritten, dem chronischen Stadium, wird heute häufig nur noch intravenös therapiert. Die Wirkstoffe Penicillin, Cefotaxim und Ceftriaxon unterscheiden sich nicht wesentlich in ihrer Wirksamkeit, aber zum Teil in ihrer Verträglichkeit. Es kann zu Durchfällen, Kreislaufschwächen und Allergien kommen. Am unproblematischsten hat sich Cefotaxim erwiesen.

Therapiedauer

Therapielänge und Dosierung hängen von den Symptomen, dem Erkrankungszeitraum und der Masse (Größe, Gewicht) des Patienten ab. Angesichts der Reproduktionsintervalle der Borrelien sollte dieTherapie über vier Wochen hinausgehen.

Zum Thema Langzeittherapien (Monate, Jahre, lebenslang) gibt es von einzelnen Ärzten und Patienten zwar positive Erfahrungswerte, aber keine wissenschaftlichen Studien. In der Regel werden Therapiezyklen von vier bis sechs Wochen angepeilt und nach einigen Wochen Pause wiederholt. Ein Trend zu kürzeren Therapien kommt aus den USA. Mehrere amerikanische Studien (z. B. Dattwyler) sahen keinen Unterschied zwischen Therapien von 14 und 28 Tagen. Dabei wird aber oft vergessen, dass sich Studien, Therapien sowie die Prävention der Lyme-Borreliose nicht beliebig von Nordamerika auf Europa übertragen lassen, weil in den USA überwiegend Borrelia burgdorferi grassiert, in Europa aber eine ganze Reihe von Borrelia-Spezies. Ebenso wird bei ausländischen Therapiestudien häufig das Nichterscheinen eines Erythema migrans als „keine Infektion" gedeutet.

Jarisch-Herxheimer-Reaktion

Der Begriff kommt von dem Wiener Physiologen Adolf Jarisch und dem Frankfurter Dermatologen Karl Herxheimer. Er beschreibt die erste Reaktion des Körpers auf die intravenöse Konfrontation mit Antibiotika. Etwa sechs bis acht Stunden nach Therapiebeginn wird der Patient auffallend blass. Seine Körpertemperatur kann bis zu 41 Grad ansteigen, was zu Schüttelfrösten jeder Ausprägung führt. Am nächsten Tag hat er dann ein auffallend rotes Gesicht, klagt über Kopfschmerzen und sein Blutdruck ist niedriger als sonst. Die Stärke dieser Reaktion zeigt, wie gut das Antibiotikum wirkt und wie hoch die Borrelienzahl ist. Eine einmalige Cortison-Prophylaxe vor der ersten Infusion verhindert die Jarisch-Herxheimer-Reaktion. Ähnliche Reaktionen sind am Beginn von Chemotherapien bekannt.

Burrascano beobachtete eine wiederkehrende Herxheimer-Reaktion in der vierten Therapiewoche und dann alle vier Wochen bei einer Langzeittherapie. 1998 vermutete er, dass dies mit der Vermehrungsphase der Borrelien zusammenhängen könnte. Vorübergehend können dabei die Weißen Blutkörperchen (Leukozyten) erniedrigt, die Leberwerte erhöht sein. Er reduziert dann die Therapie oder setzt sie für einige Tage aus. Danach beginnt er mit einer geringeren Dosierung.

Oral oder parenteral

Obwohl einige Wissenschaftler behaupten, dass intravenös verabreichte Antibiotika gewebe- und liquorgängiger seien, gibt es bis heute keinen Beweis dafür. Viele Patienten halten eine Infusionstherapie für stärker wirkend und der Schwere ihrer Erkrankung angemessen. Das ist so nicht richtig. Eine Infusionstherapie ist lediglich eine andere Darreichung eines anderen oder gleichen Wirkstoffs.

Allergien auf Antibiotika

Allergien sind nicht vorhersehbar. Sie können von einem harmlosen Hautausschlag, Hautjucken bis hin zu einer lebensbedrohlichen Verkrampfung der Atemwege und zum Herzversagen führen. Auch aus diesem Grund ist jeder Versuch von Selbstmedikation oder eigenmächtiger Dosisveränderung lebensgefährlich.

Therapiekontrolle

Etwa 20 Millionen Euro könnte das deutsche Gesundheitssystem sparen, wenn sich die Behandler bewusst wären, dass Laborwerte ungeeignet sind, eine Therapiekontrolle zu dokumentieren. Im wirklichen Leben koppelt nahezu jeder Arzt an eine antibiotische Therapie auch gleich eine Blutuntersuchung der Art ELISA und/oder Westernblot. Danach sind Arzt und Patient enttäuscht, weil sich Antikörper nicht „heruntertherapieren" lassen und Banden nicht verschwunden sind.

Unter einer antibiotischen Therapie können Antikörper ansteigen, absinken, sehr selten auch verschwinden. Meistens bleiben sie jedoch ein Leben lang als „Serumnarbe" sichtbar, ohne dass die Erkrankung weiter bestehen bleibt. Auch das Bandenmuster des Blots kann Jahre hinter der eigentlichen Heilung herhinken, ohne dass die Erkrankung noch vorherrscht. Tatsächlich hören wir immer wieder von Patienten, die nie mehr oder gar nie Krankheitssymptome hatten, die aber ständig weitertherapiert wurden, „weil die Laborwerte so schlecht seien".

Weil die Serologie zusätzlich auch noch sehr unzuverlässig ist, signalisiert ein falsch-negatives Ergebnis „den Tod aller Borrelien". Dann hat der Patient mit bestehenden Beschwerden meist schlechte Karten, weil ihn der Arzt für geheilt hält. Polymerase-Kettenreaktion (PCR) als Nachweis, dass die Erreger den Körper verlassen, wird als sehr unsicher diskutiert.

Zuverlässiger sind klinische Kriterien: das Nachlassen, Verschwinden und Nicht-wiederkehren einzelner Symptome. Denn auch im Urin beschwerdefreier Menschen finden sich Borrelien. Es gibt keine Studie, die sagt, mit welcher Wahrscheinlichkeit ein Mensch mit Borrelien im Urin Borreliosesymptome entwickelt, wenn er bis dahin keine hatte.

Befürworter des Lymphozyten-Transformations-Tests (LTT) sehen die Ergebnisse dieses Tests als Gradmesser für die Aktivität oder Nichtaktivität der Erkrankung. Ein negativer LTT bedeutet aber nicht, dass eine Borreliose geheilt ist.

Der sicherste Gradmesser für das Gelingen einer Therapie ist der Patient selbst. Bessern sich seine Beschwerden, bestätigt sich zum einen die Diagnose und die Lebensqualität kehrt zurück. Findet der Patient keine Verbesserung, sollten Diagnose, Medikament, Dosierung und Einnahmefehler hinterfragt werden. Häufig tritt am Beginn eines Therapiezyklus eine Verschlimmerung der Beschwerden ein.

Die sollte nicht zum heimlichen Abbruch der Therapie führen. Oft hilft es, die Dosierung herabzusetzen und bei Besserung wieder zu steigern. Manchmal hilft es auch, das Medikament zu wechseln. Nicht jeder Patient verträgt jeden Wirkstoff. Aber selbst bei guter Erfahrung mit einem Wirkstoff kann die Verträglichkeit bei einem weiteren Therapiezyklus ins Gegenteil umschlagen.

Dass man wirklich vollends geheilt werden kann, sollte kein Arzt versprechen. Wahrscheinlicher ist, dass der Erreger wie bei der Syphillis alle Anstrengungen des Immunsystems und antibiotische Ausrottversuche überlebt. Vor allem im Bindegewebe scheint er relativ geschützt überleben zu können. Solange die Symptome abklingen, muss man sich darüber keine überflüssigen Gedanken machen. Wenn aber nach Monaten und Jahren, vielleicht sogar Jahrzehnten ungeklärte Symptome auftreten, sollte man seine Arztbriefe und Befunde griffbereit haben.

Rückfälle (Rezidive)

Zehn bis zwanzig Prozent der Patienten im dritten Stadium sprechen nicht oder nicht genügend an auf Antibiotika. Es gibt noch keine einheitliche Empfehlung, wie oft man eine antibiotische Therapie wiederholen sollte und darf.

Resterreger (Persister)

Die selbst nach antibiotischer Therapie „schlafenden" Borrelien im Bindegewebe nennt man Resterreger. Sie können nach Jahren, manchmal sehr vielen Jahren, erneut Krankheitsaktivität (Symptome) entwickeln, wenn niemand mehr an eine frühere Borreliose denkt. Für solche Fälle ist es sinnvoll, seine alten Krankenakten aufzuheben.

Therapie in Pulsen

Die ursprünglich als „Verzweiflungstat" Mitte der 90er-Jahre ausgeheckte Therapie probieren, obwohl es noch keine kontrollierte Studien gibt, inzwischen etliche Ärzte. Sie sollte als experimentelle Therapieform aber erst dann versucht werden, wenn konventionelle Therapien erfolglos blieben.

Bereits 1997 berichtete Privatdozent Dr. Dieter Hassler von „wenigen" therapieresistenten Fällen, die er mit einer „gepulsten Therapie" mittels Claforan dauerhaft sanieren konnte (www.dieterhassler.de).

In den vergangenen Jahren gab es sehr unterschiedliche Varianten der gepulsten Therapie, wie sie teilweise auf Seiten vorher beschrieben sind. Grundschemata sind hohe Dosierungen für kurze Zeit, oft auch in Kombination mit mehreren Antibiotika. Vorteile: Die Dosierung kann kurzfristig verdoppelt und die Wirksamkeit erhöht werden. Die Lebensgewohnheiten des Patienten werden weniger beeinträchtigt, zum Beispiel durch ruhende Therapie am Wochenende. Die Behandlung ist oft kostengünstiger als eine kontinuierliche.

Prof. Dr. med. Hubertus Kursawe, Ärztlicher Leiter der Neurologie am St. Josefs-Krankenhaus Potsdam, berichtet seit 2002 und auch in 2006 von hohen Heilungschancen der Spätborreliose durch die wöchentliche Einmalgabe von 4 Gramm Rocephin bis Beschwerdefreiheit oder zwölf Wochen lang.

Trotzdem: Hände weg von Selbstmedikation. Vorsicht vor falscher Hoffnung, solange es keine Therapiestudien gibt. Aufmerksamkeit für den eigenen Körper und ein Symptom-Tagebuch helfen, die Dynamik der Krankheit zu lernen und zu dokumentieren. Mehrere Protagonisten berichten immer wieder von Spontanheilungen (also ohne Medikamente) in allen Krankheitsstadien. Hassler verneint Spontanheilungen.

Gründe für Therapieversager

Unterdosierung

Zu niedrige Blutspiegel eines Antibiotikums diskriminieren das Medikament zum Therapieversager. Deswegen sollte bei hartnäckigen Borreliosesymptomen der Blutspiegel immer wieder bestimmt werden, bis die tolerable Dosierung gefunden ist. In den letzten drei Jahren wurden etliche Dosierungsempfehlungen nach oben korrigiert. Vor allem die angemessene Dosis je nach Körpergröße und Gewicht bedeutet für viele Ärzte noch Neuland. Hier muss vor allem der Patient den Mund korrigierend auftun (siehe Seite 100, Die geeignete Dosis).

Ungeeignetes Antibiotikum

Die Annahme, dass Borrelien noch keine Resistenz gegen Antibiotika entwickelt haben, ist erschüttert. Burrascano äußerte bereits im Frühjahr 1998 die Vermutung, dass die in Borrelia burgdorferi enthaltenen Betalaktamasen (Bakterienenzyme, die die Wirkung des Antibiotikums aufheben) „möglicherweise" eine Resistenz gegenüber Cephalosporinen und Penicillin auslösen, die durch Höher-Dosierung, Dauerinfusion (Cefotaxim) oder durch Depotpräparate (Benzathin-Penicillin) überwunden werden könne. Deutsche Mikrobiologen verneinen diesen Verdacht.

Zu kurze Therapiedauer

Die noch immer praktizierte Therapiedauer von zwei Wochen im ersten Stadium gilt unter Ärzten mit viel Borrelioseerfahrung als viel zu kurz. Die Pharmaindustrie steuert dem – nicht ganz uneigennützig – mit 20-Tablettenpackungen entgegen, so dass fast drei Wochen Therapiezeit zusammen kommen, wenn man wirklich alles schluckt.

Infusionstherapien, die im zweiten und dritten Stadium wenigstens drei bis vier Wochen angesagt sind, werden häufig vorzeitig aus vielerlei Gründen abgebrochen und dann auch noch in der Erfolg versprechendsten, teilungsaktiven Phase der Borrelien, die meist an einer Beschwerdeverschlechterung zu erkennen ist.

Fehler bei der Medikamenten-Einnahme

Im Gegensatz zur intravenösen Anwendung, die durch die Nahrungsaufnahme nicht beeinflusst wird, muss bei oralen Antibiotika für die optimale Wirkung einiges beachtet werden. Bei gleichzeitiger Einnahme von Arzneimitteln, die zu einer Enzymbeeinflussung führen können (z. B. Antiepileptika) sowie durch Alkoholkonsum wird die antibiotische Wirkung abgeschwächt.

Für Tetracycline gilt grundsätzlich: Zwei Stunden Abstand zu Milchprodukten, zu Mineralwässern und anderen Getränken mit hohem Calcium- und Magnesiumgehalt, zu Antazida (Medikamente zur Bindung oder Vermeidung von Magensalzsäure), ebenso zu Eisenpräparaten, Mineralstoffpräparaten und Abführmitteln. Eingenommene Aktivkohle bindet das Antibiotikum an sich und entsorgt es ungenutzt. Obwohl neuere Studien belegen, dass Minocyclin und Doxycyclin trotz Milch gut resorbiert würden, kann man mit dem Sicherheitsabstand (Antibiotikum zwei Stunden vorher einnehmen, ebenfalls zwei Stunden Abstand zu Colestyramin) nichts falsch machen.

Doxycyclin, Minocyclin: Nie nüchtern, beide können die Magenschleimhaut schädigen.

Die Einnahme zum Essen ist möglich bei: Cefuroximaxetil (Zinnat, Elobact) und Cefopodoximproxetil (Orelox), aber zwei Stunden Abstand zu Antazida. Ebenfalls zur Mahlzeit darf man einnehmen Amoxicillin, Erythromycin, Clarithromycin (Klacid), Telithromycin (Ketek), Azithromycin (Zithromax), Metronidazol.

Eine Stunde vor dem Essen eingenommen werden sollten Tetracyclin, Penicillin, Roxithromycin (Rulid), Trimethoprim, darüber hinaus der Lipidsenker Colestyramin und Zinkpräparate. Speziell bei Ciprofloxacin (Ciprobay) sollte man zwei Stunden Abstand einhalten zu Milchprodukten, Mineralstoff-, Multivitamin-, Eisen- und Zinkpräparaten sowie Antazida.

Andere Antibiotika und Schmerzmittel, die gleichzeitig zu einer Mahlzeit eingenommen werden, können in ihrer Wirksamkeit abgeschwächt oder inaktiviert werden. Am besten nimmt man diese Medikamente 20 Minuten vor einer Mahlzeit mit reichlich Flüssigkeit wie Wasser oder Tee.

Auf jeden Fall ist immer ein Blick in den Beipackzettel anzuraten, wo die genauen Einnahmehinweise für das jeweilige Medikament zu finden sind.

Die Inhaltsstoffe der Grapefruit hemmen Leberenzyme, die für den Stoffwechsel von bestimmten Arzneistoffen verantwortlich sind. Diese Enzymhemmung verlangsamt den Abbau bestimmter Arzneistoffe. Dadurch steigt die Konzentration des Arzneistoffs im Blut. Das kann positive Therapieeffekte bringen, aber auch die Intensität der Nebenwirkungen verstärken. Weil die Wirkung der Grapefruit länger als einen Tag anhält, ist es sinnlos, Saft am Morgen zu trinken und zu glauben, die Medikamenteneinnahme am Abend sei unbedenklich.

Generelle Wechselwirkungen bei oralen und intravenösen Antibiotika erfährt man ebenfalls aus dem Beipackzettel. Empfängnisverhütende Mittel sind durch Antibiotika wirkungsvermindert, Mittel zur Blutgerinnung wirkungsverstärkt.

Falscher Zeitpunkt
(siehe Seite 90, Der richtige Zeitpunkt)

Unzugängliches Borrelienversteck

Borrelien sind in der Lage, sich in Zellen des Bindegewebes zu verstecken und mit einem selbst erzeugten Proteinmantel zu umhüllen, der sie vor Antibiotika und Antikörper schützt. Wissenschaftlich nicht erprobt aber von angesprochenen Ärzten, Heilpraktikern und Patienten als durchaus hilfreich in Erwägung gezogen, ist die Provokation der Borrelien und Antikörper mittels einer Bindegewebsmassage, eines heißen Vollbades oder einer hohen Vitamin-C-Gabe als Vorbereitung vor einer Blutabnahme und um die Wirkung einer antibiotischen Therapie zu unterstützen. Auch Einatmen von Sauerstoff in einer Druckkammer soll ein tieferes Vordringen des Antibiotikums bewirken. Studien stehen noch aus.

Borrelien verändern ihre Oberfläche

Zwei Wissenschaftler von den National Institutes of Health in Hamilton im US-Staat Massachusetts entdeckten bereits 1998, dass Borrelien in der Lage sind, ihre schützende und identifizierbare Proteinhülle abzustreifen, so dass die IgM-Antikörper ihres Wirtes sie nicht mehr erkennen. In diesem Fall wird selbst ein infizierter Patient als „seronegativ" betrachtet. Während sich die Borrelien unbehelligt weiter vermehren können, dauert es Tage, manchmal Wochen, bis das Immunsystem neue Antikörper gebildet hat. Dieses Wechselspiel kann sich über Wochen fortsetzen. Borrelien sind in der Lage, bis zu 30 Antigen-Variationen zu produzieren. Im Mäuse-Modell obsiege allerdings das Immunsystem nach drei oder vier Intervallen, befanden die Wissenschaftler (Quelle: Ärztezeitung Oktober 1998).

Borrelien, die über Zeckenspeichel von einem tierischen auf einen menschlichen Wirt übertragen werden, legen zuerst das zuletzt erzeugte Oberflächenkleid an, bevor sie ihr Verwandlungsspektrum aufs Neue beginnen. Das könnte ein Grund sein, warum Borreliose bei jedem Erkrankten in Symptomen und Therapierbarkeit eine eigene Dynamik entwickelt.

Borrelien verändern ihre Form

In lebensfeindlichem Milieu wie zum Beispiel in Blut oder Liquor nach erfolgter Antibiose, nehmen sie die Form von Kapseln (zystische Form) an, die in einer Art Ruhestadium verharren. Verbessert sich das Wirtsmilieu zu Gunsten der Borrelien, öffnen sich die Zysten und lassen die schraubenförmigen Spirochäten schlüpfen. Herkömmliche Antibiotika wie Penicilline und Chephalosporine töten die zystischen Formen nicht ab, betont Dr. Burrascano (2005). Metronidazol schafft das zumindest im Labor. Das ist der Ansatz für Therapien mit mehreren verschiedenen Antibiotika in Kombination, für die es aber noch keine Richtschnur gibt.

Rückfälle, Rezidive, Schübe

Niemand kennt die Zahl der Rückfälle nach einer Borreliosetherapie. Manchmal vergehen Monate und Jahre, bis sich alte Beschwerden etappenweise wieder melden, wenn man gar nicht mehr an die therapierte Infektion denkt.

Nicht selten beginnt das Kaleidoskop der Beschwerden an einer völlig anderen Stelle, zum Beispiel am Kiefergelenk, am großen Zeh oder an den Augen, so dass man anfangs und besonders, wenn man inzwischen den Arzt gewechselt hat, erst mal wieder mit der bekannten Arztodyssee im Trüben stochert.

Es gibt aber auch Patienten, die sofort einen Rückfall erleiden, wenn sie die antibiotischen Medikamente absetzen. Dann sollte man mit dem Arzt wegen längerer Therapiedauer, höherer Dosis, Kombi-Therapie mehrerer Antibiotika, einer gepulsten Therapie oder der zusätzlichen Gabe von Metronidazol verhandeln. Wichtig ist auch die Suche nach begleitenden Krankheiten, die Symptome verstärken oder verändern. Nach dem Motto: Wer Läuse hat, hat manchmal auch Flöhe.

Re-Infektion (Neu-Infektion)

Mit einer durchgemachten Borreliose erwirbt man keine Immunität, auch wenn das einige Ärzte behaupten. Im Gegenteil: Eine Borreliose setzt sich auf die vorher erlittene noch drauf. Zusätzliche neue Erreger verfälschen mit anderen Symptomen das dem Menschen bereits bekannte Symptombild. Laborwerte können keine Aussage treffen, ob es sich um eine frische oder alte Borreliose handelt.

Es gibt aber einen Verdacht, dass man – je mehr Zeckenstiche man sich im Laufe seines Lebens eingefangen hat, den Stich der Zecke eher durch Jucken merkt und den Parasiten deshalb schneller findet und entfernen kann. Die Frage, ob sich unterschiedliche Borrelienarten im menschlichen Körper zu neuen Arten vermischen können, wurde von dem Parasitologen Prof. Dr. Franz-Rainer Matuschka, Charité Berlin, grundsätzlich verneint.

Andere Gründe

Das Vorliegen einer Immunschwäche kann die Wirksamkeit der Therapie verhindern. Also muss erst die Immunschwäche behandelt werden. Mangelnde Disziplin (Non-Compliance) bei der Einhaltung einer Therapie – regelmäßiger Alkoholkonsum sowie das Nichteinhalten angemessener Ruhepausen können als Gründe für Therapieversager angenommen werden.

Wenn die Seele nicht mitspielt

Unbewusste Dauerkonflike, erzeugt durch pessimistische, ängstliche Denkhaltung aber auch durch toxische Einflüsse der Borrelien auf das Gehirn, können zu einer Grundhaltung der Krankheitsbereitschaft führen. (Quelle: Borreliose Magazin Nr. 11 „Leben mit Borreliose".)

Spät- und chronische Borreliose

90 Prozent aller Borreliosen heilen unproblematisch ab, behaupten Vortragsredner in ärztlichen Fortbildungen. Dem muss nicht unbedingt widersprochen werden. Es klingt plausibel, dass eine frühzeitig diagnostizierte und therapierte Borreliose ohne Dauerfolgen bleibt. Doch was passiert mit den verbleibenden zehn Prozent?

Rechnen wir doch mal hoch. Jedes Jahr infizierten sich laut Robert-Koch-Institut 60 000 bis 100 000 Menschen mit Borrelien. Zehn Prozent davon sind 6 000 bis 10 000, bei denen die Erfolg versprechende Frühtherapie entweder nicht erfolgte oder erfolglos blieb. Für sie Therapien zu entwickeln und durchzuführen, müsste ein Ansporn für jeden Arzt sein, der den Hypokratischen Eid geleistet hat. Stattdessen quittieren die meisten ihre Hilflosigkeit, ihr fachliches Unvermögen, ihr Unwissen und ihr Desinteresse an diesen armen Menschen mit barschen Ausreden. Tatsächlich behaupten viele Ärzte immer wieder beim Vorliegen einer alten, schon Jahre zurück liegenden Borrelien-Infektion, da sei nichts mehr zu machen. „Austherapiert" heißt das Unwort, das einen Borreliosekranken wie ein Fausthieb trifft.

Spätsymptome

Der amerikanische Arzt Dr. Sam T. Donta (siehe auch Seite 94, Therapien) veröffentlichte 2002 eine Zusammenfassung der von ihm gefundenen Symptome einer Spätborreliose. Er schätzt, dass ungefähr ein Viertel der Borreliosepatienten in ein chronisches Stadium fallen.

Weit verbreitet sei Nackensteifigkeit, ein Symptom, das uninformierte Gutachter noch immer auf das erste Stadium beschränken wollen. Der Autorin gelang es in 15 Jahren nicht, dass dieses Symptom als Folge der Borreliose in Gutachten einfloss, weil sie in jungen Jahren einen Autounfall mit Schleudertrauma erlitten hatte. Auch dass die Nackensteife im Vier-Wochen-Rhythmus komme und verschwinde, überzeugte nur ihren behandelnden Arzt.

Typisch sind springende Schmerzen von Gelenk zu Gelenk, oft auch nur kurzfristig. Zahnschmerzen oder Schmerzen in den Kiefergelenken werden fehlgedeutet, seien aber nicht unüblich, betont Donta. Rippen- und Brustschmerzen treiben Patienten mit Verdacht auf eine Herzkrankheit zum Notarzt.

Ebenso häufig seien Gefühlsstörungen wie Brennen, Taubheit, Ameisenkrabbeln, Jucken, Zittern und elektroschockartige Empfindungen, Kopfschmerzen. Es wird berichtet über kognitive Störungen, die sich in Verlust des Kurzzeitgedächtnisses, in Sprech- und Wortfindungs- und Konzentrationsstörungen äußern bis hin zu Verwirrtheit und psychiatrischen Symptomen wie Panik, Angstattacken und Depression. Diese neuropsychiatrischen Beschwerden bestätigte 2006 Prof. Roland Nau, Oberarzt der Neurologie an der Universitätsklinik Göttingen als „nicht selten" im Stadium 2 und 3 bei einer Borreliose mit Beteiligung des Zentralnervensystems (ZNS).

Wortverwechslungen

Wer viel telefoniert oder mit Menschen zu tun hat, dem schlagen typische Wortverwechslungen auf die Stimmung. „Die Leute halten mich für einen Depp", klagte eine Patientin, „weil ich Worte wie Konsumieren und Konzentrieren vertausche". Oft stimmt nur noch die gemeinsame Vorsilbe oder die Zahl der Silben. Die Beispiele klingen tatsächlich lächerlich: Heft und Zelt, Bad und Bart, Zum Wohl und Zum Prost, Margarine und Magazine, Bauchschmerzen und Bauchspritzen…

Die meisten Patienten mit chronischer Borreliose berichten von permanent leichtem Fieber, Schwitzen, Nachtschweiß, Sehstörungen, Tinnitus, Geräuschempfindlichkeit oder Hörverlust. Gleichgewichtsstörungen können auftreten, ebenso Kurzatmigkeit, Herzklopfen, Harndrang und Krämpfe. Leicht gerät ein Patient in den Verdacht, an Multipler Sklerose zu leiden. Die meisten klagen über dröhnende Kopfschmerzen, Antriebslosigkeit und große Müdigkeit.

Die Beschwerden verlaufen schubweise, sehr häufig in einem Intervall von vier Wochen, so dass man schon an die Abhängigkeit vom Mond glauben möchte. Ein allgemeines Gefühl von Schlappheit lähmt den Lebensnerv dieser Menschen.

Therapieversuche der Spätborreliose

Es sind uns, die wir Tag für Tag mit Borreliose-Kranken am Telefon sprechen, keine der so genannten Spontanheilungen im chronischen Stadium bekannt, über die von publizierenden Ärzten immer wieder berichtet wird. Mag sein, dass es diese Menschen gibt und dass sie sich aufgrund der wieder gefundenen Lebensfreude nicht mehr melden. Mag aber auch sein, dass es sich um Patienten handelt, die resigniert haben und nie wieder zu ihrem behandelnden Arzt zurück kehrten und zur Gruppe der Ärztetouristen gehören.

Die meisten Therapeuten verlassen sich auf 14 bis 28 Tage Rocephin, wobei in der Dosierung wenig Rücksicht auf das Gewicht des Patienten genommen wird. Standardmäßig werden zwei Gramm pro Tag angesetzt, egal ob der Mensch 50 oder 95 Kilo wiegt (siehe auch Seite 90, Therapie).

Einzelfälle, die hier nicht unbedingt zur Nachahmung empfohlen seien, therapieren sich selbst mit Einmalinfusionen von sechs bis zu zwölf Gramm Rocephin, wobei sie dafür keinen Therapeuten finden, sondern sich selbst Infusionen legen. Dazu gehören

Mut, Können und gute Venen. Wieder andere Patienten kommen gut klar mit oralen Antibiotika. Amoxycillin und selbst Doxycyclin, das wichtigste Mittel im ersten Stadium, helfen ihnen über den Krankheitsschub. Oft genügen ein paar Tage der Einnahme, bis sich der Zustand wieder bessert. Dr. Dietrich Rosin, Bonn, plädierte 2006 im Fernsehen dafür, dass man in so einem Fall Doxycyclin auch in höheren Einmaldosen – 300, 400, 600 Milligramm pro Tag und höher – einnehmen könne, um eine schnelle Besserung zu erzielen. Magenempfindliche sollten das Medikament als Hartkapsel verlangen, weil sich der Wirkstoff nicht bereits im Magen auflöst sondern erst im Dünndarm, wo es bessere Wirksamkeit erzielt.

Bei Beschwerden, die sich durch eine antibiotische Therapie nicht bessern, handelt es sich in der Regel um nichtinfektiöse Geschehen, die symptomatisch behandelt werden können (siehe Seite 128ff., Alternative Heil- und Schmerzlinderungsmethoden).

Die schweren Fälle

Innerhalb der Borreliose-Selbsthilfegruppen sammeln sich überwiegend Menschen mit chronischer Borreliose, die sich nicht damit abgefunden haben, ihr Leben schmerzvoll zu beschließen. Vielen hilft, wenn sie bei Schmerzschüben erneut Antibiotika einnehmen, zumindest vorübergehend. Schwachpunkt dabei ist, dass Ärzte nach wie vor laborgläubig sind und bei seronegativer Borreliose die Medikation verweigern wollen. Es ist jedoch erwiesen, dass so eine seronegative Borreliose unter antibiotischer Therapie seropositiv werden kann und damit zumindest dem Arzt ein Alibi für einen Therapieversuch verschafft.

Kein Verlass auf das Labor

Im Spätstadium, das sich schulbuchmäßig nur noch mit IgG-Antikörpern zeigen soll, passiert es immer wieder, dass IgM-Antikörper sichtbar werden und der Diagnostiker auf eine frische Infektion tippt. Tatsächlich ist zu diesem Zeitpunkt keine Unterscheidung möglich, ob es sich um eine alte oder neue Infektion handelt. Trotzdem muss sie behandelt werden.

Bei Spätborreliosen ist der ELISA-Test noch unzuverlässiger als bei einer frischen Infektion. In der Regel wird nur noch der Westernblot gemacht (siehe Seite 73, Diagnostik). Die für die Spätborreliose einst hochgelobte PCR zeigt sich weniger sensitiv als erhofft. Um das bestmöglichste Ergebnis erzielen zu können, müssten mehrere Proben von Körperflüssigkeiten gesammelt werden. Trotzdem schließt ein negatives Ergebnis eine Infektion oder ihr Aufflackern nicht aus. Wichtig ist, dass sechs Wochen vor der PCR keine Antibiotika eingenommen werden dürfen.

Auch der Liquor (Nervenwasser) setzt keine eindeutigen Akzente. Ein negatives Ergebnis schließt Borreliose nicht aus. Nur bei etwa 20 Prozent der Borreliosepatienten wurden im Liquor Borrelienantikörper oder DNA gefunden. Diesen positiven Ergebnissen darf man allerdings glauben. Trotzdem sollte man in eine Liquorentnahme nur bei deutlichen neurologischen Symptomen einwilligen. Denn bei einem negativen Ergebnis setzt man bei einigen Neurologen eine weitere Borreliosetherapie aufs Spiel. Die Therapie ist übrigens nicht anders als bei einer Lyme-Arthritis.

Therapie-Resistenzen

Patienten mit Spätstadium seien häufig therapieresistent, berichtete Prof. Dr. Jochen Süss 2005 in der Ärztezeitung, weil die Symptome eine andere Ätiopathogenese (Krankheitsursache) haben. Die Borrelien triggern nach heutiger Lehrmeinung Autoimmunprozesse, die mit Antibiotika nicht zu beeinflussen seien, zum Beispiel Autoimmunreaktionen in der Synovia (Gelenkschmiere) bei länger bestehender Lyme-Arthritis. Auch der Autorin wurde eine größere Beule entzündlicher Synovia am Handgelenk entfernt, ohne dass sich – trotz hieb- und stichfester Diagnose – ein Hinweis auf Borrelien ergab.

Reha und Schmerztherapie bei Borreliose

Borreliose lässt sich in den seltensten Fällen nach einer Antibiotikatherapie abdrehen wie ein Lichtschalter. Symptome hinken Wochen, Monate, manchmal Jahre der abgeschlossenen Therapie hinterher. Besonders im dritten chronischen Stadium bedingt die Vielfalt der Symptome eine komplexe Rehabilitationsbehandlung. Den Antrag dazu befürwortet der behandelnde Arzt gegenüber dem Leistungsträger, in der Regel die Deutsche Rentenversicherung (früher BfA).

Borreliose, die sich „nur" mit einer Wanderröte und/oder grippeähnlicher Abgeschlagenheit zeigt und rechtzeitig therapiert wird, hinterlässt selten Spuren, die das weitere Leben beeinträchtigen. Bekannt sind trotzdem Symptome wie eine gewisse Schlappheit, Kopfschmerzen, die der Erkrankte zwar spürt, sie in ihrer „Milde" aber nicht als Zeichen der fortwährenden Erkrankung deuten kann. Dieser Zustand kann bis zu einem Jahr anhalten. Eine Rehamaßnahme würde aus unserem Verständnis heraus zwar helfen und den Weg der Genesung verkürzen. Doch ist damit von den gesetzlichen Leistungsträgern nach heutiger Kostenlage selten zu rechnen. Das sollte uns aber nicht davon abhalten, unseren Weg der Rekonvaleszenz (Zeit der Genesung) selbst in die Hand zu nehmen.

Zeit der Genesung

Jede Erkrankung versetzt den Körper in einen Ausnahmezustand, der sich mit Kriegsführung vergleichen lässt. Er hat alle seine Reserven eingesetzt, um sich gegen Eindringlinge zu wehren und muss dann noch die Schäden (auch Kollateralschäden durch Medikamentennebenwirkungen, seelische Grausamkeiten durch ignorante Ärzte und Ärztinnen, Krankenkassen, Lebenspartner, Familie, Arbeitgeber) reparieren, schließlich neue Kräfte schöpfen und die brüchig gewordene Verteidigungslinie (Immunsystem) aufbauen. Deshalb ist es kontraproduktiv, sich gegen die Signale des Körpers zu verhalten, der noch ein bisschen Ruhe schöpfen möchte, anstatt nach erfolgter medikamentöser Therapie gleich wieder drauf los zu ackern wie vor der Infektion.

Freilich kann es sich nicht jeder leisten, nun einen Erholungsurlaub anzutreten. Aber etwas ist immer an der derzeitigen Lebenssituation zu verbessern. Beispiele: drei mal wöchentlich ein Walking-Marsch durch den Wald. Alkohol einschränken. Ernährungsweise optimieren. Kochen lernen. Täglich eine Stunde früher schlafen gehen. Denkhaltungen wie Rache, Neid, Zorn korrigieren. Jemandem verzeihen. Ein Ehrenamt übernehmen. Meditieren. Beten.

Schmerztherapie bei Borreliose

von E.G. Boss

Die Schmerztherapie bei bestätigter Borreliose ist typischerweise eine sehr individuelle Behandlung und richtet sich immer nach den patientenspezifischen Gegebenheiten. Es stehen hierbei verschiedene Behandlungsmodalitäten zur Verfügung, wobei trotz Behandlung fortbestehender Schmerzen unbedingt ein in der Schmerztherapie erfahrener Arzt oder gleich ein spezieller Schmerztherapeut zu Rate gezogen werden sollte.

Die beste und wirksamste Schmerztherapie ist immer dann gegeben, wenn sie an der Wurzel der Beschwerden angreifen kann. So sollte selbstverständlich immer die Ursache der Beschwerden, also die Borreliose selbst, an erster Stelle behandelt werden. Die spezielle Schmerztherapie kommt dann zum Einsatz, wenn es Nachfolgeschäden der Borreliose gegeben hat, die auf eine direkte Behandlung der Borreliose nicht mehr ansprechen können, unter anderem bei dem so genannten Postborreliose-Syndrom, das sämtliche Nachfolgeschäden einer Borreliose umfasst und unbehandelt in der Regel sehr häufig zur schrittweisen Verstärkung der Beschwerden und somit auch zu starker Chronifizierung der Beschwerden führt. In diesem Rahmen können sich die Beschwerden dann auch ohne weitere Krankheitsaktivität verstärken und zu einer Chronifizierung führen.

Bei der schmerztherapeutischen Betreuung von Borreliosepatienten kommen mehrere jeweils unterschiedliche Therapieverfahren in Betracht, die einzeln oder auch in Kombination miteinander zur Linderung beitragen können.

Medikamentöse Schmerztherapie

In Anlehnung an den Stufenplan der WHO (Weltgesundheitsorganisation) zur Behandlung von Tumorschmerzpatienten empfiehlt sich nach unseren Erfahrungen ein stufenweises Vorgehen auch in der Schmerztherapie von Borreliosepatienten. Bei anhaltenden Schmerzzuständen sollten Analgetika nach festem Zeitplan dosiert werden. Eine Verordnung „nach Bedarf" führt regelmäßig nicht zu ausreichender Schmerzbesserung. Die Konditionierung auf die Einnahme des Medikamentes kann zu psychischer Abhängigkeit beitragen.

Mischpräparate sollten nicht über einen längeren Zeitraum gegeben werden. Relativ unbedenklich ist jedoch eine Kombination von Paracetamol und Acetylsalicylsäure, da keine Wechselwirkungen zu befürchten sind und die Wirkungsdauer nahezu gleich ist. Primär sollte jedoch die Verwendung eines Monopräparats angestrebt werden.

Bei Kombinationen von Einzelwirkstoffen sind unbedingt mögliche Wechselwirkungen der Medikamente miteinander zu beachten, und im Versorgungsschema muss die Wirkungsdauer des jeweiligen Einzelwirkstoffes entsprechend berücksichtigt werden. Eine durchaus sinnvolle Kombination ist auch die Verordnung eines peripher wirksamen Analgetikums mit einem zentral wirksamen, zum Beispiel Paracetamol mit Codein. Verschiedene zentral wirksame oder morphinartige Schmerzmittel sollten untereinander nicht kombiniert werden. Ebenso ist auch in der Regel eine Kombination peripher wirksamer Analgetika bzw. Antirheumatika nicht sinnvoll und oft sogar auch kontraproduktiv wirksam.

Eine begleitende schmerzdistanzierende Medikation mit antidepressiv wirksamen Medikamenten und/ oder Neuroleptika kann hingegen in speziell gelagerten Einzelfällen sehr sinnvoll und effektiv in allen Stufen sein. Sie kann genutzt werden, um die benötigte Analgetikamenge zu verringern und damit Nebenwirkungen vermeiden helfen. Andererseits haben einige dieser Wirkstoffe auch eine eigene und zusätzliche analgetische Wirkung, die in der Regel ebenfalls nicht außer Acht gelassen werden sollte. Gleichzeitig kann hierdurch auch noch einer weiteren Schmerzchronifizierung vorgegriffen werden, wie neueste wissenschaftliche Untersuchungen vermuten lassen. Darüber hinaus lassen sich mit dieser zusätzlichen Medikation sekundär entstandene depressive Neigungen (aber auch primäre, schmerzabhängige) meist günstig beeinflussen, was ebenfalls zu einer deutlichen Verbesserung der Lebensqualität beiträgt.

Lokalanästhesie

In Ergänzung oder auch als Einzeltherapiemaßnahme haben sich örtliche Schmerzbehandlungsmaßnahmen sehr bewährt, insbesondere die so genannte „therapeutische Lokalanästhesie". Unter diesem Begriff werden sämtliche Schmerzausschaltungsmethoden, deren Wirkung auf Lokalanästhetika beruhen, zusammengefasst. Das Wirkprinzip der Lokalanästhetika besteht in der Stabilisierung der Nervenzellmembran und damit der Verhinderung oder Erschwerung der Fortleitung von Schmerzimpulsen.

Psychotherapeutische Ansatzmöglichkeiten zu Veränderung des Schmerzerlebens

Hier kann der Patient lernen, sein Schmerzerleben eigenständig zu verändern, obwohl die der Symptomatik zu Grunde liegenden Konflikte mit Hilfe des Schmerzes gerade verdrängt und durch die Beschwerden eher unzugänglich gemacht werden und alle erlernten Verhaltensweisen und eingeschränkten Wahrnehmungsprozesse auf eine praktische Verstärkung des Krankheitsbildes abzielen.

Die psychologische Schmerztherapie versucht also, die Wahrnehmung, das Denken und das Handeln des Patienten zum Positiven hin zu verändern. Diese Zielsetzung ist weniger auf die Behebung einer vom Individuellen abgelösten Symptomatik gerichtet. Sie versucht vielmehr, jene psychosozialen Defizite aufzuarbeiten, in deren Folge die Beschwerden entstanden sind und sich dann generalisiert haben. So etwa bei einer autoritären Persönlichkeitsstruktur, die angstbedingte Verspannungen der Muskulatur hervorruft, sobald es am Arbeitsplatz oder in der Partnerschaft zu Konflikten kommt.

Die Therapie verfügt über ein ganzes Spektrum an praktischen Möglichkeiten, die sich keineswegs gegenseitig ausschließen. Sie können vielmehr je nach individueller Situation der Patienten zu einem multifaktoriell wirkenden Behandlungsprogramm zusammengestellt werden. Hierbei kommen folgende Verfahren besonders häufig zu Anwendung:

1. Operante Methoden

Hierbei wird durch ein physiologisch angelegtes Trainingsprogramm (zum Beispiel „Rückenschule"), durch Medikationspläne zur langsamen Entwöhnung von Analgetika oder Gesprächsstrategien zur Reduktion der Inanspruchnahme von therapeutischen Einrichtungen angeleitet. Der Patient wird dazu gebracht, körperlich und geistig „in Bewegung zu bleiben", statt sich dem eigenen Schmerz zunehmend passiver auszuliefern und ihn deshalb als immer überwältigender zu erleben. Das regelmäßige, tägliche Üben von erträglichen (weil nicht zu radikalen) Aufgaben verändert dann die bislang krankheitsbestimmenden Verhaltensmuster.

2. Entspannungstechniken, Imagination und Hypnose

Diese Techniken führen zur Aufhebung des Angst-Spannungs-Schmerz-Zyklus, zur Veränderung von negativen Erwartungshaltungen und der Intensität des Schmerzerlebens. Der Patient erfährt (etwa im „Autogenen Training"), dass innere Unruhe beseitigt und die dominierenden Missempfindungen durch wohltuende Gefühle ersetzt werden können und dass er diese Veränderungen (entgegen seinen Erwartungen) auch aus eigener Kraft erreichen kann. Im Zustand der Trance lassen sich auch sehr resistent emotionale Barrieren durchbrechen. Auf diese Weise stabilisiert sich das emotionale Gleichgewicht und das Ausmaß der Schmerzempfindungen wird auf ein erträgliches Maß zurückgestuft.

3. Psychophysiologische Methoden wie Biofeedback oder psychomotorisches Training als erlernbare Kontrolle von körperlichen Prozessen

Dies geschieht mit Hilfe apparativer oder anderweitig „objektivierter" Informationen über die aus eigener Kraft erreichten Verbesserungen (angezeigt durch die Änderung des Bewegungsspielraums, des Atemrhythmus, des Hautwiderstandes oder der Herzfrequenz). Der eher technische Umgang mit den Möglichkeiten des eigenen Organismus vermindert eigene Ohnmachtsgefühle und Berührungsängste, die bisher eine positive Entwicklung unmöglich erscheinen ließen. Es kommt daher auch beim Training zu einer „selbstverständlicheren" Einstellung gegenüber Fehlern und Schwierigkeiten, was sich günstig auf Belastbarkeit und Durchhaltevermögen auswirkt.

4. Kognitive Selbstkontrolle etwa in Form eines „Schmerz-Impfungs-Trainings" zur besseren Vorbereitung auf schmerzhafte Stressoren und die eigenen Reaktionen in kritischen Situationen

Dieses Vorgehen hat zum Ziel, die automatisierten Gedanken („Das schaffe ich sowieso nicht" – „Wenn der Schmerz sich meldet, dann ist der ganze Tag verdorben") zu verändern. Denn auf diesem Weg machten sich die Patienten bisher das Leben schwer und riefen ihre Missempfindungen über psychophysiologische Stressmechanismen selbst hervor. Die individuelle Leistungsfähigkeit wird stark von der herrschenden Motivationslage bestimmt, weshalb auch die Fähigkeit zur Schmerzbewältigung von den inneren Grundeinstellungen und Erwartungen abhängig ist. Die Therapie versucht dem Rechnung zu tragen, indem sie dabei hilft, das Denken und Vorstellungsvermögen entsprechend zu korrigieren.

5. Verbesserung der sozialen Kompetenz („Sozialtraining") zur konstruktiven Auseinandersetzung mit der eigenen Patientenrolle, zur Einübung angemessener und „gesunder" Verhaltensweisen in Partnerschaft und Arbeitsleben

Es geht darum, möglichst nicht (oder nicht länger) in die „Krankheitskarriere" auszuweichen und zu versuchen, verloren geglaubte Lebensqualität über „Krankheitsgewinne" zu kompensieren. Da jeder im Zusammenleben aber unwillkürlich eine Rolle darstellt, die er sich zuschreibt, führt auch eine krankheitsbedingte Selbstaufgabe zum entsprechenden Verhaltenskorsett. Hier gilt es, vor allem nach längerem Leiden die „eingefleischten" Gewohnheiten zu verändern, man denke etwa an die mitleiderregende Körperhaltung, den klagenden Unterton in der Stimme oder das erpresserische Auftreten im ärztlichen Sprechzimmer. Weil eine Erkrankung immer die Alltagswelt des Menschen aus dem Gleichgewicht bringt, sollte die Behandlung ihr Augenmerk nicht nur auf eine Veränderung von „gestörten" Zusammenhängen, sondern auch auf eine ganzheitliche Gesundheitsbildung richten. Denn nur sie sichert präventiv die dauerhafte Stabilisierung therapeutischer Weichenstellungen.

6. Optimierung der gesamten Lebensführung

Durch die Planung und Gestaltung des eigenen Alltags – von einer gesunden Umwelt über die Stabilisierung des Kräftehaushalts bis zu einer erfüllenden Sinnlichkeit und Kreativität – soll erreicht werden, dass die Lebensqualität durch tägliche Erfolgserlebnisse und die konkrete Befriedigung persönlicher Bedürfnisse zunimmt. Erst dann ist nämlich gesichert, dass der Schmerz nicht länger den vitalen Mittelpunkt des Daseins bildet. Die Therapie will verstärkt zur Pflege der persönlichen Gesundheit animieren und zwar durch:

» Intensivierung des körperlichen Wohlbefindens,
» Steigerung der geistigen Fähigkeiten,
» Intensivierung von Sinnlichkeit und Gefühlserleben,
» Förderung der zwischenmenschlichen Beziehungen.

Das alles vor dem Hintergrund einer zufriedenstellenden Lebensbilanz und in einer offenen Haltung gegenüber der eigenen Zukunft.

Dieser Katalog zeigt eine Fülle von Ansatzmöglichkeiten auf, um das Schmerzerleben und das Schmerzverhalten im günstigen Sinne zu beeinflussen, wobei auch eine Kombination der verschiedenen therapeutischen Methoden ermöglicht, das Ausmaß und die Intensität des Symptomerlebens entscheidend zu verändern.

Angesichts der großen Bedeutung psychosozialer Zusammenhänge für den subjektiv empfundenen Schmerz und auch um einen optimalen therapeutischen Effekt erzielen zu können, muss eine qualifizierte Schmerztherapie auch den psychischen Anteilen der geklagten Beschwerden eine ebenso große Aufmerksamkeit widmen, wie den rein körperlichen Schmerzanteilen.

Letztendlich muss jeweils vor Beginn einer Schmerztherapie die Frage geklärt werden, ob das jeweilige Krankheitsbild an der Ursache selbst behandelt werden kann. Hierfür stehen eine Reihe von Antibiotika zur Verfügung, die unbedingt jeweils entsprechend intensiv dosiert und auch hinreichend lange gegeben werden müssen, um den krankheitsverursachenden Borrelien den Garaus zu machen. Nach unserer Erfahrung ist hierbei bisweilen sogar eine Wiederholung der antibiotischen Therapie nach einem angemessenen Zeitraum sinnvoll und oft auch nicht zu umgehen. Oft kann erst dann die Erkrankung gestoppt oder wenigstens gebessert werden.

Beschwerden trotz Antibiose

Sehr oft werden Patienten jedoch trotz antibiotischer Therapie immer noch von Beschwerden und Krankheitserscheinungen geplagt, die von eher ungefährlichen, wenngleich auch sehr lästigen Befindlichkeitsstörungen wie allgemeine Lustlosigkeit, Energiemangelzuständen, Ein- und Durchschlafstörungen, Verdauungsstörungen, Appetitstörungen wie Heißhunger oder auch Appetitmangel bis zu Freud- und Lustlosigkeit gehen können. Hier reicht das Schmerzspektrum von allgemeinem Unwohlsein und gelegentlichen Schmerzen, die oft nur sehr schwer zu fassen sind, bis hin zu wechselnden oder auch andauernden Schmerzzuständen, die den Patienten oft sehr schwer zusetzen u nd bisweilen sogar an den Rand der Verzweiflung, Hoffnungslosigkeit bis zum Lebensüberdruss bringen können.

Diese Schmerzzustände, die nach vordergründig „erfolgreicher" Antibiotikabehandlung die Patienten noch massiv leiden lassen, sind in der Regel nur sehr schwer zu fassen und deswegen auch sehr schwer zu behandeln. Langfristig hat sich nach unserer Erfahrung mit vielen geplagten Borreliosepatienten insbesondere ein Kombinationsverfahren zur Schmerztherapie nach ausgeschöpfter Antibiotikabehandlung sehr gut und langfristig bewährt.

Schmerzmittel sollten keinesfalls andauernd und langfristig gegeben werden, weil sie selbst Unverträglichkeiten oder Medikamentengewöhnungen verursachen können. Ja selbst eine Schmerzverstärkung und sogar eine Chronifizierung der Schmerzen kann durch eine langfristige und hochdosierte Schmerzmitteleinnahme auftreten, wobei oft genug jedoch Patient und behandelnder Arzt keine bessere Therapiemöglichkeit kennen und verständlicherweise von der Not der schmerzleidenden Patienten getrieben werden. Typische Schmerzmittel wie auch die bekannten Antirheumatika zum Beispiel vom Typ des Diclofenacs, sollten höchstens nur vorübergehend eingesetzt werden, um Langfristschäden, Medikamentengewöhnungen und sogar auch die bereits erwähnten „Schmerzmittelschmerzen" zu vermeiden.

Seit einiger Zeit sind muskelentkrampfend wirkende Schmerzmittel bekannt, die insbesondere auch bei Muskelverspannungsbeschwerden eingesetzt werden. Auch diese Medikamente (zum Beispiel Flupirtin) sollten nicht in erhöhter Dosierung oder längerfristig genommen werden. Gute Erfahrungen haben wir mit der Anwendung von örtlichen Betäubungsmitteln (Lokalanästhetika) gemacht. Diese Präparate werden typischerweise mit recht gutem Erfolg eingesetzt, wenn der Schmerz an bestimmten Bereichen auftritt, die sich mittels dieser örtlichen Spritzenbehandlung erreichen lassen. In der Regel wird eine zeitlich begrenzte Therapie durchgeführt, die jedoch bei Bedarf auch wiederholt werden kann, wobei sich die vorzügliche Verträglichkeit auch daran zeigt, dass diese Präparate sogar bei Schwangeren, stillenden Müttern, selbst bei Babys sicher eingesetzt werden können. In Kombination hierzu bringen auch Verfahren der psychologischen Schmerztherapie sehr gute Wirkungen, wobei jedes Verfahren jedoch auch selbst, gewissermaßen als Einzeltherapie, erfolgreich eingesetzt werden kann. Nachteilig ist hierbei, dass für die Durchführung einer Behandlung mit örtlichen Betäubungsmitteln nur ein damit sehr erfahrener Arzt die besten Ergebnisse für den Patienten erzielen kann. Leider sind auch die Möglichkeiten einer speziellen psychologischen Schmerztherapie nur in wenigen Praxen und an wenigen hierauf spezialisierten Einrichtungen und Schmerzkliniken möglich, so dass bedauerlicherweise nicht alle Patienten davon Gebrauch machen können.

Der innere Arzt

Einen wichtigen Stellenwert bei der Rehabilitation nimmt die Anregung und die Förderung der jeweils körpereigenen Abwehrsysteme ein, was durchaus auch von den meisten Betroffenen selbst durchgeführt werden kann. Nur in besonders schwierigen Fällen müssen dann noch zusätzlich die bereits beschriebenen therapeutenabhängigen Verfahren eingesetzt werden. Zur Förderung der körpereigenen Mechanismen zur Schmerzabwehr hat sich neben den schon beschriebenen Verfahren insbesondere auch eine gesunde Ernährung sehr bewährt. Weil bei Schmerzen ein erhöhter Bedarf an speziellen Nahrungsmittelanteilen besteht, sollten diese unbedingt auch regelmäßig zugeführt werden. Dies kann durch die entsprechende Auswahl bestimmter Nahrungsmittel erfolgen oder auch in Form von entsprechend individuell zusammengestellten Wirkstoffen, was in der Regel einfacher und schneller ist und deshalb von vielen Betroffenen bevorzugt wird. Nebenbei betrachtet haben diese speziellen Wirkstoffe neben einer Anregung der körpereigenen Schmerzabwehr auch zusätzlich noch vitalisierende Wirkungen, die oft wie ein „Jungbrunnen" empfunden werden.

Wirkstoffe und Wirkungen
Thiamin

Nachdem es sich in wissenschaftlichen Studien gezeigt hat, dass insbesondere bei Schmerzen der Weichteile eine Störung des Thiaminstoffwechsels vorliegen kann, der oft auch mit einem Magnesiummangel einhergeht, liegt die Gabe von Thiamin, welches als wichtiges Vitamin auch in einer Reihe von Lebensmitteln enthalten ist, nahe. Es gibt sogar Hinweise darauf, dass eine Störung des Thiaminstoffwechsels bei manchen Weichteil- und Muskelschmerzen vorliegt und auch aus diesem Grund eine zusätzliche Gabe von Thiamin erforderlich ist.

Selen

Eine Reihe von wissenschaftlichen Studien ergab, dass ein Selenmangel mit Schmerzen in der Muskulatur einhergehen kann. Ebenso weisen Patienten mit erniedrigten Selenkonzentrationen häufig einen schmerzhaften Muskelmantel auf. Eine weitere Studie ergab, dass 140 µg Selen in einer Kombination mit 100 mg Vitamin E insbesondere bei starken Muskelschmerzen sehr hilfreich ist.

Arginin

Starke allgemeine Schmerzzustände sowie chronische Müdigkeitzustände können mittels einer Gabe der Aminosäuren Arginin bzw. Ornithin behandelt werden. Hierbei werden bis zu 4 Gramm Arginin bzw. 2 Gramm Ornithin morgens und abends eingenommen, wobei diese Aminosäuren am Besten nicht zusammen mit den Mahlzeiten genommen werden sollten. Diese Aminosäuren, die auch natürlicherweise in unserer Nahrung vorkommen, sollten nicht länger als jeweils zwei bis drei Monate genommen werden, um Verschiebungen des Aminosäureverhältnisses im Körper auszuschließen. Ersatzweise können auch die Vitamine A, C, E und Selen genommen werden, die gemeinhin auch als Antioxidanzien bekannt sind.

S-Adenosyl-L-Methionin (SAM)

Dieser Wirkstoff kann in einer Dosierung von 600–1200 mg eine deutliche Beschwerdebesserung bewirken, wenn er mehrere Monate genommen wird. Wichtig dabei ist, dass dieser Wirkstoff langsam gesteigert wird, bis die optimale Wirkung erzielt ist. Dies ist auch sinnvoll, um eine optimale Verträglichkeit zu erzielen. In einer Untersuchung konnten mit einer täglicher Gabe von 400 mg zweimal täglich neben einer Schmerzbesserung sogar auch Angstgefühle und Traurigkeit in Zusammenhang mit den Schmerzzuständen verringert werden.

Weitere Nahrungsmittelinhaltsstoffe werden zurzeit sehr intensiv untersucht und lassen sogar schon in naher Zukunft äußerst interessante Ergebnisse erwarten. Um eine sichere Verträglichkeit und Wirksamkeit zu gewährleisten, sollten sämtliche Wirkstoffe nur unter der Betreuung eines Arzt eingenommen werden, der in der Gabe dieser Wirkstoffe erfahren ist.

Dr. med. E. G. Boss ist Leitender Arzt der Schmerzklinik am Arkauwald, Bad Mergentheim

Therapie-Nebenwirkungen

Jede Wirkung hat auch eine Nebenwirkung. Damit müssen wir uns abfinden. Selbst ach-so-gesunder Pfefferminztee ist in der Lage, den Schließmuskel unserer Speiseröhre zu erschlaffen, Apfelsaft, unseren Blutdruck zu senken. Und Schokolade macht glücklich aber dick. Gegen Viren, wie FSME, gibt es keine Medikamente, aber gegen Bakterien – und zwar Antibiotika. Die meisten Borreliose-Patienten vertragen ihr Antibiotikum sehr gut. Einige wenige entwickeln dagegen eine Allergie, weshalb man den Wirkstoff wechseln kann. Ebenfalls wenige berichten, dass es ihnen danach übel wird. Solche Unverträglichkeiten kommen vor. Man muss sich aber auch ehrlich fragen, ob die Übelkeit wirklich vom Medikament kommt oder vom Unwillen, dieses Medikament schlucken zu müssen. Speziell bei Antibiotika und Kortison herrschen in der Volksseele zu Unrecht Begriffe wie „Chemische Keule" und „Hammer-Medikamente".

Antibiotika

Eine antibiotische Therapie muss man sich vorstellen wie ein Heer Soldaten, das durch den Körper marschiert und alles tot schießt, egal ob Freund oder Feind. Besonders in unserem Darm wohnen nützliche Freunde. Bis zu 400 Bakterienarten besiedeln als Darmflora vor allem das Ende des Dünndarms und den Dickdarm. Diese Darmbewohner nehmen uns einen Teil der Verdauung ab und produzieren dabei Stoffe, die unser Immunsystem anregen. Und sie verscheuchen schädliche Darmpilze mit Hilfe von Abwehrstoffen. Drei Viertel aller immunwirksamen Zellen sitzen im Lymphgewebe der Darmwand. Sie sind in der Lage, schädliche Pilze und Hefen auch in den Harnwegen, Bronchien und Mundschleimhäuten abzuwehren. Aber Antibiotika (auch manche andere Medikamente) räumen diese freundlichen Helfer vorübergehend mit Stumpf und Stiel aus. Sie lassen sich aber wieder ansiedeln.

Blutgerinnung
Antibiotika können die Wirkung von Blutgerinnungsmedikamenten verstärken oder abmindern.

Empfängnisverhütung
Die meisten Empfängnis verhütenden Mittel sind durch Antibiotika wirkungsvermindert.

Galle

Rocephin wird überwiegend über die Galle ausgeschieden und kann bei disponierten Menschen Gallengrieß oder Gallensteine erzeugen. Früher wurde in solchen Fällen auf Claforan umgestellt, von dem allerdings bekannt ist, dass seine Halbwertzeit nur 73 Minuten beträgt und seine Wirkung danach im Körper verpufft. Rocephin hingegen ist länger wirksam und braucht deshalb nur ein Mal am Tag gegeben zu werden.

Pilze im Anmarsch

Trotzdem sollte man nicht auf die antibiotische Therapie verzichten, wenn sie ärztlicherseits empfohlen ist. Wichtig ist nur, dass man die Folgen von Pilzbesiedelung aufmerksam beobachtet und ihr gezielt gegenwirkt. Schädliche Pilze können sich ansiedeln auf der Kopfhaut, in den Genitalien, an Fuß- und Fingernägeln, auf der Zunge und erst recht im Darm. Viele Frauen reagieren schon nach wenigen Tagen mit einem Harnwegsinfekt oder Scheidenjucken. Dann ist schleunigst der Gang zum Frauenarzt empfohlen. Mit einer antimykotischen (Pilz abtötenden) Salbe und meist nur einer einzigen Vaginaltablette (zum Beispiel Wirkstoff Fenticonazolnitrat) sind die Übeltäter gekillt. Von drei verschiedenen Seiten, auch von einer Apothekerin und einem Arzt, hörten wir den Tipp: ein Tampon kurz in probiotischen Joghurt tauchen, einführen und dies zehnmal am Tag wiederholen, verhindere die Ansiedlung von Pilzen in Scheide und Vagina.

Jucken oder Brennen zwischen den Fußzehen sind ein erstes Anzeichen von Fußpilz. Dagegen helfen antimykotischer Puder, der Verzicht auf Synthetik bei den Strümpfen und Schuhen, gutes Abtrocknen nach dem Waschen und viel frische Luft an den Füßen. Pilze, hauptsächlich Dermatophyten, siedeln sich im Finger- und Zehennagel an, entziehen ihm Eiweißbausteine und lassen ihn verschrumpeln. Medizinische Lacke töten die Pilze ab. Nimmt man diese weißlichen Stellen an den Zehen nicht ernst, können sich umliegende Gewebepartien entzünden und verkümmern.

Gegen Pilzbesiedelung auf der Kopfhaut gibt es Spezialshampoos in der Apotheke. Meist genügt auch ein ganz normales Anti-Schuppen-Shampoo. An den Pilzherden sollte man nicht mit den Fingernägeln kratzen sowie Kamm und Bürste nicht weiter verleihen; sonst drohen Ansteckung und Ausbreitung.

Zungenbelag, schlechter Atem und ein schmieriges Gefühl auf Zähnen und Gaumen sind Zeichen einer Pilzbesiedelung im Mund. Nicht jeder schafft es, die Zunge zu bürsten, ohne sich übergeben zu müssen. Stattdessen gibt es spezielle antimykotische Medikamente, die man zum Spülen der Mundhöhle benützt.

Viele Ärzte denken leider nicht an Pilzprophylaxe, wenn sie Antibiotika verordnen. Dabei wäre es so einfach, gleichzeitig ein Pilz bekämpfendes Medikament zu verschreiben, das es als Tabletten und Lösung zum Träufeln auf die Zunge gibt.

Pilze, denen nicht Einhalt geboten wird, wandern durch den ganzen Körper, von unten nach oben und von oben nach unten. Sie können in allen Organen siedeln. Je süßer man sich ernährt, umso schneller breiten sie sich aus. Explosionsartig. Dem kann man entgegen wirken, indem man während und noch ein paar Wochen nach der Therapie konsequent jede Art von Zucker vermeidet und dies mit scharfem Blick auf die Zutatenliste von Fertiggerichten kontrolliert.

Tabu sollen sein:

» Traubenzucker – auch Glucose oder Dextrose,
» Fruchtzucker – auch Fructose,
» Haushaltszucker – auch Puderzucker, Kandis, Kristallzucker, Saccharose, Raffinade,
» Malzzucker – auch Maltose – kommt vor in Bier und Backwaren,
» Glucosesirup/Maltodextrin ist Bestandteil vieler Fertiggerichte,
» Sorbit.

Erlaubt sind:

Milchzucker (Lactose), kohlenhydratfreie Süßstoffe wie Saccharin, Cyclamat, Aspartam, Acesulfam. Nach Therapieabschluss sollte man beim Arzt einen Pilz-Status machen lassen. Dazu gehört ein Zungenabstrich und die Untersuchung des Stuhls. Möglicherweise muss man noch eine zweiwöchige Anti-Pilz-Therapie mit Tabletten durchführen. Auch während dieser Zeit ist es förderlich, auf jede Art von Zucker zu verzichten.

Darmsanierung

Der Verzehr von Joghurt mit lebenden (probiotischen) Joghurtkulturen hilft, die alten Freundschaften im Darm wieder herzustellen. Wichtig ist dabei, dass man bei einem Joghurthersteller bleibt, weil jeder Hersteller sein spezielles Bakterium einsetzt. Nützlich sind auch Milchsäurebakterien, die in natürlich zubereitetem Sauerkraut vorkommen. Wer unbedingt Geld ausgeben möchte, findet in Apotheken und Reformhäusern ein breites Produktangebot zur Neuansiedlung nützlicher Bakterien. In unserem eigenen Fall kommen wir immer gut mit einer Fastenwoche und natürlichen Lebensmitteln aus.

Fotosensibilität der Haut

Während der Einnahme von Antibiotika reagiert die Haut empfindlicher auf direkte und diffuse Lichteinstrahlung. Rote und braune Flecken sowie sonnenbrandähnliche Hautschäden sind möglich. Besondere Lichtempfindlichkeit ist unter der Einnahme von Doxycyclin bekannt, weniger unter Amoxicillin. Auch wenn man nichts spürt, sollte man selbst im Winter bei Sonnenschein das Haus nicht ohne Sonnenbrille verlassen.

Funktionale Dyspepsie

Vielwöchige antibiotische Therapien können den Körper aus dem Gleichgewicht bringen. Eine Folge kann die Funktionale Dyspepsie sein. So bezeichnet die Medizin eine Harmoniestörung des Verdauungstraktes.

Normalerweise wird im Magen durch rhythmisches kräftiges Zusammenziehen der Muskulatur der Speisebrei sorgfältig mit der verdauungswirksamen Magensäure durchmischt. Das Gleiche soll im Dünn- und Dickdarm geschehen, wo die Nahrung in Wellenbewegungen weitertransportiert wird. Ist die Motorik von Magen und Darm aber verlangsamt, kann die Nahrung nicht gleichmäßig transportiert werden. Übelkeit und Magenschmerzen deuten an, dass der Magen unnötig lange belastet und gedehnt ist. Aufsteigender Magensaft erzeugt Sodbrennen. Normalerweise sorgt ein Verschluss zwischen Speiseröhre und Magen dafür, dass kein Rücktransport erfolgen kann. Dieser Schließmuskel kann erlahmen und Verdauungsgase aus dem Magen freigeben, die unsere Zeitgenossen als üblen Mundgeruch abbekommen. Ist die Beweglichkeit der Magen-Darmpassage deaktiviert, kommt es gehäuft zu Blähungen und Verstopfung.

Es gibt Medikamente, die Magen und Darm wieder in Rhythmus bringen. Meist genügt eine zweiwöchige Einnahme. Andere schwören auf Tee aus Tausendgüldenkraut oder einen Enzian nach dem Essen.

Hormonschwankungen bei Frauen

Eine antibiotische Therapie kann den Menstruationskalender total durcheinander bringen. Es ist möglich, dass die Menstruation vorübergehend ganz ausfällt und durch Hormonzufuhr wieder angeregt werden muss. Es ist auch möglich, dass nach mehreren Therapieintervallen mit Ausfall der Menstruation die Wechseljahre eher beginnen.

Magenschleimhaut-Entzündung

Grundsätzlich gilt, dass viel, am besten klares Wasser, getrunken werden soll, um eine Speiseröhrenreizung zu vermeiden. Lediglich besonders kalzium- und/oder magnesiumhaltiges Leitungswasser sollte gefiltert oder vermieden werden, weil es die Wirkung von Doxycyclin abschwächen kann. Für Doxycyclin und Minocyclin gilt: Nie nüchtern, beide schädigen die Magenschleimhaut.

Wechselwirkungen

Für fast jedes Antibiotikum gibt es Wechselwirkungen mit anderen Medikamenten, besonders bei Eisen- und Zinkpräparaten, Mineral- und Multivitaminstoffen sowie bei Antazida, Medikamente zur Bindung oder Vermeidung von Magensalzsäure. Gleichzeitig genommene Aktivkohle resorbiert das Antibiotikum und macht es wirkungslos. Abführmittel beschleunigen ebenfalls den Abgang des Antibiotikums, ohne seine Wirkung entfalten zu können.

Inhaltsstoffe der Grapefruit und ihres Saftes hemmen Leberenzyme, die für die Verstoffwechslung von bestimmten Arzneistoffen verantwortlich sind. Diese Enzymhemmung verlangsamt den Abbau bestimmter Arzneistoffe und damit steigt die Konzentration des Arzneistoffs im Blut. Das kann positive Therapieeffekte bringen, aber auch die Intensität der Nebenwirkungen verstärken. Dieser Effekt zeigt sich nicht grundsätzlich bei allen Menschen, denn jeder Mensch hat genetisch bedingt unterschiedliche Mengen an Leberenzymen. Weil die Wirkung der Grapefruit länger als 24 Stunden andauert, ist es auch sinnlos, Saft am Morgen zu trinken und zu glauben, die Medikamenteneinnahme am Abend sei unbedenklich.

Infektionsrisiko

Manche Praxen arbeiten bei der Blutabnahme noch immer mit antiquierten Glasspritzen, die nach Gebrauch gereinigt, ausgekocht und wieder verwendet werden. Moderne Einmalspritzen aus Kunststoff kosten zwar mehr, sind aber sicherer und schützen vor dem Restrisiko einer Infektion mit Hepatitis oder Aids.

Das A bis Z alternativer Heil- und Schmerzlinderungsmethoden und ein neuer Therapieansatz

Gesetzlich Krankenversicherte sind bei der Inanspruchnahme alternativer Heilmethoden leider noch benachteiligt. Voraussetzung, dass die gesetzliche Krankenkasse dafür die Kosten ganz oder teilweise übernimmt, ist die durch den Gemeinsamen Bundesausschuss (GBA) der Ärzte und Krankenkassen anerkannte Wirksamkeit. Die meisten, nicht alle, Leistungen von Heilpraktikern sind davon ausgenommen. Trotzdem beteiligen sich viele gesetzliche Krankenkassen an so genannten Außenseitermethoden. Vieles ist Verhandlungssache, die durch Heilungsprognosen durch Ärzte und den jeweiligen Medizinischen Dienst der Kasse mehr oder weniger positiv gestützt werden.

Schmerzbewältigung – was kann man selbst tun?

Die nachfolgenden Tipps und Empfehlungen stammen von Borreliose-Kranken aus Selbsthilfegruppen. Sie helfen dem einen, aber nicht allen. Ihr größter Vorteil: Wenn sie schon nicht helfen, dann schaden sie auch nicht. Auf Ausnahmen weisen wir hin. Und wem sie helfen, der kann sie auch bei anderen Unpässlichkeiten zur Linderung von Beschwerden anwenden. Deshalb sind sie einen Versuch wert.

Akupunktur

Das „Nadelstechen" aus der Traditionellen Chinesischen Medizin (TCM) kann das Immunsystem beeinflussen. Zum Beispiel wird die Produktion des körpereigenen Schmerzmittels Beta-Endorphin angeregt, was zu einer Linderung der Beschwerden von Gelenkentzündungen und Fibromyalgien beiträgt.

Arganöl

Dem Öl aus den Kernen der Arganie (Marokko) werden zahlreiche heilende Eigenschaften zugeschrieben, unter anderem auch die Stärkung des Immunsystems und Linderung von Beschwerden. Der Münchner Arzt Dr. Peter Schleicher behandelt damit Akne, Ekzeme, Falten, Neurodermitis, Schuppenflechte, Sonnenallergie, Zellulite, Alzheimer, Herzinfarkt, Krebserkrankungen.

Arnika

Bei Gelenkentzündung mit Überwärmung und Schwellung helfen entzündungshemmende Arnika-Umschläge. Außerdem wirkt die Verdunstungskälte des Umschlags zusätzlich schmerzlindernd.

Aromatherapie

Majoran- und Rosmarinöl, verdünnt mit Olivenöl oder einem neutralen Körperöl, spricht man entspannende Wirkung am Nacken und an den Schultern zu. Wacholder, Rosmarin und Lavendel sollen bei Rückenschmerzen helfen. Bäder mit einigen Tropfen von Kamillen-, Lavendel-, Wacholder-, Eukalyptus- und Rosmarinöl wirken schmerzlindernd.

Autogenes Training

Entspannung mittels autogenem Training sollte man nur unter Anleitung erlernen. Krankenkassen und Volkshochschulen bieten Kurse an. Wer diese Entspannungstechnik gut beherrscht, besitzt einen Schlüssel zum Dämpfen von Schmerzen und Angstgefühlen, zum Abschalten von Anspannungen und Verkrampfungen.

Bartflechte

Die Hauptsubstanz der Bartflechte (Usnea barbata), eine Flechtenart nordeuropäischer Wälder und Obstgärten, wird in Alternativbüchern als der synthetischen Substanz Metronidazol überlegen bezeichnet. Die stark antibiotisch wirkende Usninsäure sei manchmal wirksamer als Penicillin. Man kann Bartflechte als Tinktur in der Apotheke kaufen. Empfohlen wird bei bakteriellen Infektionen zwei bis drei Mal täglich zehn Tropfen in viel Wasser. Bei manchen Menschen verursacht Bartflechte Magen-Darm-Störungen. Ärztliche Rücksprache sei empfohlen.

Bewegung

Nordic-Walking, Hometrainer, Schwimmen und Bewegung im Wasser, zum Beispiel Aqua-Jogging, sind selbst mit Gelenkbeschwerden möglich. Viele Patienten berichten, dass es ihnen nach Bewegung – möglichst noch an frischer Luft – besser geht, auch wenn es zu Beginn Überwindung kostet.

Biofeedback

Schmerzlinderung durch die Kraft der Gedanken beginnt damit, dass feine, am Körper angebrachte Elektroden die Anspannung des Patienten messen und auf einem Monitor sichtbar machen. Der Therapeut lernt an, wie man physiologische Vorgänge wie Herzfrequenz, Blutdruck und Muskelspannung selbst beeinflussen kann. Der Patient sieht seine Fortschritte auf dem Monitor und begreift, mit welchen Gedanken er seine Schmerzparameter abschwächen kann.

Clark-Methode

Hulda Regehr Clark ist keine Ärztin. Sie studierte Biologie, Biophysik und Zellphysiologie und wurde in Deutschland bekannt mit ihrem Buch „Heilung ist möglich". Sie entwickelte ein Verfahren, um Viren und Bakterien – auch Borrelien – mit Hilfe von elektrischem Strom abzutöten. Der so genannte „Zapper" arbeitet mit einer Spannung von fünf bis zehn Volt und einer Frequenz zwischen 10 und 500 000 Hertz. Man kann das Gerät selbst bauen oder fertig kaufen. Man darf es nicht benützen, wenn man schwanger ist oder einen Herzschrittmacher trägt. Uns sind einige Patienten bekannt, die sich vertrauensvoll von einer Heilpraktikerin damit behandeln ließen. Wie wir hörten, wollte diese in allen Fällen wirklich „ihr Bestes". Von Heilungen haben wir nie etwas gehört.

Darmsanierung

Dafür gibt es verschiedene Ansätze. Wichtig sind viel lauwarmes Wasser, Kräutertees, überdurchschnittlich oft gekauter Reisschleim, Entspannungspausen mit Leberwickel und Wärmflasche auf dem Bauch, Trockenbürstenmassagen und viel Schlaf. Verboten sind Fleisch, Wurst, Bohnenkaffee, Schwarzer Tee, Nikotin, Alkohol, Industriezucker. Nach einer Antibiose ist es oft erforderlich, gute Bakterienstämme wieder anzusiedeln.

Eicosanoide

Unsere Zellen produzieren davon gute und schlechte. Ihre Entdeckung wurde 1982 mit dem Nobelpreis geehrt. Die guten wirken als Entzündungs- und Wundheilfaktoren, sie mindern Schmerzen und steigern das Immunsystem. Die schlechten bewirken das Gegenteil. Eicosanoide kann man nicht einnehmen, sondern ihre Produktion durch die Nahrung beeinflussen. Ein Drittel soll aus magerem Eiweiß von Fleisch, Fisch und Soja bestehen, zwei Drittel aus Gemüse, Salat und Obst. Als Fettquelle dienen einfach ungesättigte Öle aus Oliven, Raps, Nüssen oder Avocado.

Eigenblut

Diese sehr alte Naturheilkunde-Anwendung zählt zu den Umstimmungs- oder Reizkörpertherapien. Entnommenes Venenblut wird sofort wieder in die Muskulatur gespritzt. Bei Variationen ist das entnommene Blut vor der Infiltration mit UV-Licht bestrahlt, mit Sauerstoff oder Wirkstoffen angereichert.

Elektrotherapie

Nervenschmerzen vermindern sich unter niedrig-frequentem elektrischen Strom. Dafür werden viele mehr oder weniger überzeugende Geräte angeboten. Reelle Erfahrungen holt man sich am besten bei Selbsthilfegruppen.

Entgiften

Fasten, Bindegewebsmassagen mit Lymphdrainage, Einnahme von Algen (AFA, Spirulina, Chlorella) versprechen entgiftende Wirkung. Bei stoffwechselbedingtem erhöhten Cholesterinspiegel kann man mit Colestyraminharz (siehe Therapie Hartmann/Shoemaker) entgiften. Natürliche Alternative: Flohsamenschalen.

Enzyme

Präparate wie Wobenzym, Phlogenzym, Mulsal, Bromelain (Ananas) und Papain (Papaya) helfen beim Entgiften und bei der Ankurbelung von Stoffwechselprozessen.

Ernährung

Wie bei jeder anderen schweren Krankheit fühlt sich auch bei Borreliose der Kranke leichter und unbelasteter, wenn er auf Alkohol, Nikotin, Kaffee, Süßigkeiten, vielleicht vorübergehend sogar auf Fleisch und Wurstwaren verzichtet. Gemüse, Salat, Teigwaren, Reis und Obst, mit Fantasie zubereitet, füllen diese Lücken. Tee, Obstsäfte und Wasser über den Durst getrunken, helfen beim Ausschwemmen von Stoffen, die der Körper loswerden will.

Essenzielle Fettsäuren

Dr. Joseph Burrascano empfiehlt zur Besserung bei Schmerzen, Schwäche, Benommenheit und Depression Linol- und Arachidonsäure, zum Beispiel aus Fischöl, Nachtkerzenöl oder Öl aus schwarzen Johannisbeeren oder Borretsch.

Fantasiereisen

Geistige Spaziergänge zu spezieller Entspannungsmusik des Psychotherapeuten Dr. Arnd Stein genießen den Vorteil, dass sich selbst total verspannte Menschen wie durch einen Sog aus ihrer Schmerzwelt befreien. Die etwa 30 Minuten langen CDs sind eine strategische Mischung aus Klassik, moderner Musik und Sprechtexten in verschiedenen rhythmischen Phasen.

Farbentiefwärme

Dabei handelt es sich um Wärmebehandlung mit Infrarot-Licht, das durch Hinzufügung einer symbolischen für den Patienten angenehmen Farbe die Vorstellungskraft für Gesundung stärken soll.

Galileo-Vibrations-Therapie

Bei dem Gerät zur Stärkung der Beinmuskulatur bis hoch zum Rücken (auch gegen Osteoporose) steht der Patient auf einer vibrierenden Platte.

Heilfasten

Wer gewohnt ist, seinem Körper ein-, zweimal pro Jahr Erholung und Reinigung zu gewähren, der kommt wohl nach antibiotischen Therapien (zum Ausschwemmen von Arzneimittelresten) sowieso, aber auch, wenn es hier und da zwickt und zwackt zum Heilfasten. Borreliose-Patienten berichten von „wie neugeboren", wenn auch nur auf Zeit. Schmerz- und Müdigkeitssymptome verschwinden. Nicht selten hört man, dass Fasten zu klaren Gedanken, ungewöhnlichen Sichtweisen und auf alle Fälle zu neuer Kraft und Mut verhilft.

Heublumen

Heublumenkompressen aus der Apotheke kühlen und wärmen schmerzhafte Gelenke.

Homöopathie

Einiges bei Naturheilern und Heilpraktikern nennt sich homöopathisch, was aber nichts mit der klassischen Homöopathie nach Samuel Hahnemann zu tun hat. Sie braucht weder Labor noch merkwürdige Resonanz- oder Analysegeräte, sondern einen genauen Zuhörer und Analysten. Die Homöopathie arbeitet mit hochverdünnten Wirkstoffen in Form von Tabletten, Tropfen oder Streukügelchen (Globuli). Die symptomatische Homöopathie therapiert gegen bestimmte Beschwerden. Die ganzheitliche Homöopathie hingegen sucht ein Mittel, das zur Persönlichkeit des Patienten passt. Der Weg dorthin verläuft über eine umfassende Anamnese, die zur Krankheitsgeschichte das Gesamtbild des Patienten, seine Abneigungen, seinen Charakter, seine Lebenseinstellung einbezieht. Vorteil dieses Konstitutionsmittels ist, dass es den Körper befähigt, sich selbst zu reparieren und nicht nur bei Borreliosebeschwerden.

Hyperbare Oxygenation (HBO)

Die Sauerstoff-Überdrucktherapie findet in Druckkammern statt, wobei reiner Sauerstoff unter höherem Umgebungsdruck eingeatmet wird, so als wäre man ein Taucher auf Tauchgang. Sauerstoff tötet Bakterien. Patienten berichteten nach drei bis vierwöchiger täglicher Tauchfahrt von Beschwerdebesserung, die auch länger angehalten habe. Eine in 2006 gestartete wissenschaftlich begleitete Studie im Sauerstoff-Therapiezentrum Düsseldorf (Tel. 02 11/57 05 83) will diesen Therapieerfolg klären oder verwerfen. Druckkammern gibt es in Aachen, Bad Rothenfelde, Bremen, Düren, Düsseldorf,

Frankfurt am Main, Freiburg, Hamburg, Hannover, Heidelberg, Hofheim, Jena, Kassel, München, Münster, Offenbach, Ramstein-Miesbach, Regensburg, Rothenburg ob der Tauber, Seebad Heringsdorf, Soltau, Stuttgart, Traunstein, Unna, Wetzlar und Wiesbaden.

Hypnose

Das sehr alte Heilverfahren erzeugt einen Trancezustand zwischen Schlafen und Wachsein, in dem Selbstheilungskräfte von Körper und Geist aktiviert werden können. Es ist auch geeignet, nicht verarbeitete Probleme ins Bewusstsein zurück zu holen und jetzt aufzuarbeiten.

Johanniskraut-Öl

Aconit-Nervenöl (Apotheke) zur kurzfristigen Linderung von Nervenschmerzen kann man aus Johanniskraut-Blüten (Mitte Juni) selbst herstellen.

Kälte-Therapie

Eisbeutel, gekühlte Gel- und Kirschkernkissen sowie den Aufenthalt in einer Eiskammer empfinden Patienten mit entzündeten überwärmten Gelenken als Schmerzstiller.

Karde

Die Heilungswunder des Ethnobotanikers Dr. Wolf-Dieter Storl quellen aus den unendlichen Tiefen des Internets. Storl will seine Borreliose und die seiner Patienten (?) mit einer Tinktur aus der Pflanze Karde geheilt haben. Die wächst auf Schuttplätzen und die eigentliche Kraft komme aus der Wurzel. Die werde gehackt und mit Korn oder Wodka drei Wochen angesetzt. Was irritiert ist, dass Storl aus fehlenden Antikörpern schließt, die Borrelien hätten den Körper verlassen (siehe Seite 77, Diagnose).

Klangtherapie

Misstöne erzeugen Missstimmungen, machen aggressiv, depressiv, verkrampft und traurig. Angenehme Töne hingegen oder eine liebe Stimme heben die Stimmung, besänftigen, beruhigen, schenken Zuversicht und Hoffnung. Diese psychische Einflussnahme von Tönen macht sich die Klangtherapie zu Nutze, wie sie in manchen Reha-Kliniken zelebriert wird. Speziell Schmerzpatienten mit Schlafstörungen finden Entlastung in der so genannten Klang-Wiege, ein etwa zwei Meter großer hölzerner, mit Musiksaiten bespannter Einbaum, der im Atemrhythmus des darin liegenden Patienten zum Klingen gebracht wird. Patienten berichteten von wohltuendem Entspannungszustand. Der Schmerz reduziert sich. Zu hoher Blutdruck beruhigt sich. Die Gedanken fliegen. Viele schlafen nach dieser Anwendung nach langer Zeit wieder durch.

Kohle

Medizinische Aktivkohle ist ein probates Mittel, wenn man etwas Giftiges gegessen oder getrunken hat. Man kann die filternde, absorbierende Wirkung kennenlernen, wenn man ein Schmerzmittel und gleichzeitig Aktivkohle (Kohletabletten) einnimmt. Die Kohle saugt das Schmerzmittel auf, bevor es wirken kann. Auf der gleichen Basis glauben einige Menschen in unserem Umfeld daran, sie könnten Nervengifte der Borrelien damit aus ihrem Körper leiten. Theroretisch mag das vernünftig klingen. Es war aber kein Wissenschaftler zu finden, der dies bestätigte.

Kolloidales Silber

Kolloidales Silber sind elektrisch geladene Silberpartikel in Wasser, die wie ein Katalysator wirken und ein Enzym hemmen, welches Bakterien für ihren Stoffwechsel benötigen. Eine einzige Patientin führte ihre Beschwerdefreiheit auf die Einnahme von Kolloidalem Silber zurück. Ob bei ihr wirklich eine Borreliose alleine oder als Ko-Infektion vorgelegen hat, können wir nicht beurteilen. Hingegen hörten wir von mehreren Fällen, wo Menschen nach dieser Therapie schwer erkrankt sind.

Lymphdrainage

Diese besondere Form der Streichmassage fördert den Lymphfluss, eine bewegliche Flüssigkeit, die aus dem Blut stammt. Lymphe verteilt unter anderem die Lymphozyten (weiße Blutkörperchen), die eingedrungene Keime bekämpfen und abtöten.

Magnetfeld-Therapie

Nach Überzeugung von Heilpraktikern und auch Schulmedizinern können Magnete helfen, Infektionen zu bekämpfen, die Durchblutung anzuregen, Entzündungen zu hemmen, Schmerzen zu lindern und bei chronischen Erkrankungen die Selbstheilungskräfte des Körpers in Gang zu bringen. Uns ist eine Patientin bekannt, die damit die Beschwernis der Borreliose erfolgreich mildert. Zahlreiche Literatur im Buchhandel.

Massagen

Sie lockern Verspannungen und fördern die Ausschüttung von körpereigenen, wohltuenden Endorphinen (Glückshormonen).

Meditation

Die Wirkung der Meditation, um Schmerzen ignorieren zu können, bedarf einiger Übung und der Anleitung durch einen Mentaltrainer. Es gibt Vergleiche zum Autogenen Training, allerdings führt man Meditation im Sitzen aus.

Metronidazol

1998 beobachtete die Forschungsgruppe Brorson am Ullevål-Hospital in Oslo, dass Borrelien einen Großteil ihrer Beweglichkeit unter dem Wirkstoff Metronidazol einbüßen. Diese In-vitro-Studie (im Reagenzglas stattfindend) lässt sich allerdings nicht so einfach auf den Menschen umsetzen, denn dieser Wirkstoff ist als Medikament unter dem Namen Clont bisher nur zum kurzfristigen Einsatz zugelassen. Trotzdem fand Metronidazol in den letzten Jahren Eingang in die Borreliosetherapie.

Mineralstoffe

Von allem vorsichtig ausprobieren, was gut tut, rät der Selbsthilfe-Verein Heidenheim/Brenz e. V. und Dosierungsempfehlungen beherzigen oder nur kurzfristig überschreiten. Das Immunsystem lasse sich mit Zink stärken.

Mistel

Von einer Krankenschwester hörten wir, dass ihr die selbst unter die Bauchhaut verabreichten Spritzen mit Mistelextrakt (rezeptfrei in der Apotheke) bei Gelenk- und Muskelschmerzen innerhalb von wenigen Tagen wohltuende Schmerzfreiheit brächten. Aus dem Buch „So arbeitet das Immunsystem" (V. Friebel, J. Ledvina, A. Roßmeier, Falken-Verlag 1992, ISBN: 3-8068-1253-5) stammt die Begründung: Bei einem Mistelpräparat fand man zwar sechs Stunden nach dessen Injektion einen Abfall, 24 Stunden später aber einen Anstieg von natürlichen Killerzellen und der großen granulären Lymphozyten. Bei pflanzlichen Kombinationspräparaten (Mistel, Seidelbast, Wolfsmilch) wurde eine Stimulation des unspezifischen Immunsystems festgestellt, die sogar noch stärker ausfiel als bei Einzelpräparaten. Aber auch über den Mund eingenommene Präparate können das Immunsystem stimulieren. Allerdings kann eine zu hohe Dosierung zum gegenteiligen Effekt, auch zu Allergien führen. Also unbedingt den Arzt fragen.

Muskelaufbautraining

Wohldosierte Übungen mit und ohne Geräten unter fachmännischer Anleitung, wahlweise auch im Wasser oder „Hacke-Spitze-Hacke-Spitze" im Lehnstuhl, stärken das Muskelskelett, schenken Standfestigkeit und Sicherheit und erzeugen Zuversicht.

Neuraltherapie

Bei dieser Injektionstherapie werden Lokalanästhetika in schmerzhafte Körpersegmente injiziert, die innerhalb kürzester Zeit – aber nur für begrenzte Zeit – Symptomfreiheit versprechen. Eine Notlösung (siehe Seite 114, Reha).

Nosoden

Gleiches heilt Gleiches, lautet die Unterstellung bei der Therapie mit Nosoden. Das sind homöopathisierte Arzneimittel, die aus erkrankten Mikroorganismen, Organen und Körperflüssigkeiten hergestellt werden und in der Art einer Impfung die Borreliose beherrschbar halten sollen. Die Schulmedizin hält davon freilich nichts. Privatdozent Dr. med. Dieter Hassler, Kraichtal, bezeichnete die Therapie mit Nosoden 1998 als „Körperverletzung".

Physiotherapie

Heißluft, Massage, Bäder, Unterwassermassage und Krankengymnastik lockern Verspannungen und tragen zur Schmerzlinderung bei Nerven-, Muskel- und Gelenkschmerzen bei. Sie durchbrechen den Teufelskreis aus Schmerz-Muskelverspannung-Durchblutungsstörung-Schmerz, senken den Muskeltonus und fördern die Durchblutung.

Progressive Muskelentspannung

Die Entspannungsmethode des amerikanischen Physiotherapeuten Edmund Jacobsen ist leicht und selbst erlernbar. Ihr Grundprinzip beruht darin, dass man Muskelgruppen stark anspannt, nach fünf Sekunden langsam loslässt und darauf hin wunderbare Entspannung und Schmerzlinderung fühlt. Diese Übungen wirken so stark, dass sie bei Entwöhnung von Flugangst eingesetzt werden. (Quelle: „Angenehme Reise", Neun Schritte gegen Flugangst, ISBN 3-8311-2516-3, BOD)

Propolis

Die Schulmedizin lächelt über Therapieversuche mit dem Kittharz der Bienen. Einige Patienten schwören darauf zur Verbesserung ihres Allgemeinzustandes. Propolis gibt es als Tropfen, Creme, Spray, Tabletten, Pulver, Saft und Flüssigextrakt. Freilich ist es unwahrscheinlich, dass damit eine Borreliose geheilt wird. Auf alle Fälle schadet es nicht.

Psychologie

Unverarbeitete Ereignisse, „unter den Teppich gekehrt", fast immer vergessen und anscheinend abgehakt, können noch nach Jahrzehnten schmoren und schmerzverstärkend hochbrodeln. Rezept: Mit Hilfe eines Therapeuten die vergrabenen Leichen im Keller aufspüren und emotional bestatten.

Reflexzonenmassage

Ausgehend von dem Wissen, dass die Fußsohle wie eine Landkarte alle Organe und Körperteile widerspiegelt, bearbeitet der Therapeut ausgesuchte Fußregionen.

Salz-Vitamin C (S/C-Therapie)

Ursprünglich in den USA entwickelt, ist die S/C-Therapie erst seit 2006 bekannt. Es gibt keine wissenschaftlichen Veröffentlichungen aber angebliche Beschwerdebesserungen auch bei Borreliosepatienten. Man vermutet, dass Borrelien dem gesteigerten S/C-Gehalt in der Körperflüssigkeit erliegen und zwar alle, die verkapselten, die zellwandlosen und die L-Formen. Der gesteigerte Salzgehalt im Körper führe bei den Bakterien zum Austrocknen und Absterben. Der hohe Salz/Vitamin-C-Gehalt treibe die Vermehrung der weißen Blutkörperchen an und erzeuge ein Protein-Peptid, das Löcher in die Zellmembran der Bakterie frisst.

Praktisch sieht die Therapie so aus, dass man natürliches Salz aus dem Bioladen und Ascorbinsäure (Vitamin C) zusammen mit dem Saft einer Zitrone in 0,75 Liter Wasser auflöst und diese Menge schluckweise über den Tag verteilt trinkt. Die Dosierung beginnt mit je einem Gramm pro sechs Kilogramm Körpergewicht von jeder Substanz und wird je nach Erträglichkeit gesteigert.

Bekannt ist, dass unter dieser Therapie im vierwöchigen Zyklus eine Art Herxheimer-Reaktion auftritt, die alte und neue Symptome bescheren kann. Eine deutlich spürbare Besserung käme erst nach mehreren Herxheimer-Zyklen zustande. Entgiftende Maßnahmen wie Aktivkohle und die Einnahme von Algen (Corella, Spirulina) würden diese Reaktionen entschärfen. (Quelle: www.borreliose-abhilfe.de)

Schmerzambulanz

Es gibt sie in größeren Städten. Dabei handelt es sich häufig um Anästhesisten mit Zusatzausbildung. Die individuelle, von Einzelnen gelobte Schmerzstrategie muss häufig selbst bezahlt werden. Versuche an der Autorin, damit die schmerzhafte Nackensteife zu lindern, verliefen ohne spürbaren Effekt. Adressen erfährt man gegen Gebühr bei der Deutschen Schmerzliga, www.deutsche-schmerzliga.de

Samento & Co.

Die Welle schwappte aus den USA über die Niederlande und Österreich in deutsche Borreliose-Selbsthilfegruppen. Samento, Tinktur oder Kapseln aus der peruanischen Lianenart Katzenkralle (cat's claw), auch Krallendorn genannt, sei „Power fürs Immunsystem". Wir warten auf Ergebnisse.

Sauna

Die Meinungen über das Für und Wider von regelmäßigen Saunabesuchen zur Linderung von Gelenkbeschwerden helfen dem Einzelnen nicht weiter. Man muss selbst ausprobieren, ob man sich dabei und danach wohlfühlt oder nicht. Neuartige trockene Infrarot-Saunas allerdings stehen im (schulmedizinisch nicht bestätigten) Verdacht, dass ihre tief strahlende Wärme Entzündungsherden in Gelenken zum Aufblühen verhilft.

Schrotpackung

Sie soll Gelenkschmerzen lindern. Dazu wird Weizenschrot mit einem Gemisch aus gleichen Teilen Wasser und Essig aufgekocht, einen halben Zentimeter dick auf ein Leintuch gestrichen. Die Packung wird so heiß wie man es aushalten kann um das schmerzhafte Gelenk gelegt, mit einer Folie und einem Handtuch gesichert. Wirkzeit: zwei bis drei Stunden.

Traditionelle Chinesische Medizin (TCM)

Die Grundlage der TCM ist eine philosophische Betrachtungsweise des Lebens, die davon ausgeht, dass sich Gegensätzliches anzieht und gleichzeitig ergänzt. Gesundheit und Wohlbefinden bedingen im chinesischen Verständnis ein harmonisches Gleichgewicht aller Kräfte. Ungleichgewicht führt zu Krankheit. Insofern therapiert die TCM nicht gezielt ein schmerzhaftes Gelenk, sondern das Gesamtsystem Mensch in seiner Umwelt.

Die TCM-Klinik Kötzting, Bayerischer Wald, wird aus einigen Selbsthilfe-Kreisen wegen Linderung von Schmerzsymptomen in höchsten Tönen gelobt. Die Klinik selbst kennt ihre Grenzen bei der Behandlung von Borreliosekranken. Ohne Antibiose geht es im akuten Fall auch nicht. Manche Patienten berichten von Linderungserfolgen, andere wurden enttäuscht. Nachdem sich nur wenige Patienten wieder vorstellen, kann nicht nachvollzogen werden, ob der Rest sich geheilt fühlt oder resigniert. Auf alle Fälle wird Borreliose in Kötzting grundsätzlich mit Antibiotika therapiert und die Heilkräuter der TCM werden als flankierende Maßnahme eingesetzt. Die Klinik arbeitet außer mit Akupunktur und chinesischen Arzneimitteln mit der chinesischen TUINA-Massagetechnik, mit QI-GONG-Atmungs- und Bewegungstherapie und ausgewogener Diätetik. „Der Patient soll erkennen, dass die Verantwortung für seine Gesundheit und sein Wohlbefinden hauptsächlich bei ihm selbst liegt."

Im Idealfall, so zum Beispiel in China, den USA und auch in Kötzting, arbeiten die moderne westliche Medizin und die Traditionelle Chinesische Medizin eng zusammen. Es praktizieren aber auch etliche chinesische Ärzte nach den mehr als 5000 Jahre alten Richtlinien. Die gesetzlichen und die meisten privaten Krankenkassen übernehmen die Behandlungskosten in einer TCM-Klinik, wenn ein Arzt die Einweisung veranlasst. Ambulante Behandlung bei einem TCM-Arzt sollte ebenfalls vorher mit der Krankenkasse abgeklärt werden.

Chinesische Heilkräuter

Als entzündungshemmend und schmerzlindernd sowie stärkend für Immunsystem und Allgemeinzustand gilt die aus der Tang-Dynastie (1350) stammende klassische Rezeptur „Du-huo-ji-sheng-tang". Sie besteht aus 15 verschiedenen chinesischen Heilkräutern, darunter Wurzeln von Angelika pubescens und Achyranthis, Maulbeermistel und großblättriger Enzianwurzel.

Chinesische Sensationsheilungen

Dr. med. Qingcai Zhang, ein in New York praktizierender chinesischer Arzt und Akupunkteur, ist überzeugt, dass eine Reihe von chinesischen Kräuterarzneien in der Lage ist, Antibiotika, Steroide (Kortison) und nichtsteroidale (z.B. Diclofenac, Aspirin, Ibuprofen) entzündungshemmende Medikamente zu ersetzen. Einige Kräuterarzneien, vor allem hochkonzentrierter Knoblauchextrakt (Allicin) in Ampullen oder Kapseln, würden eine größere Bandbreite antibakterieller Wirkung besitzen als chemische Antibiotika. Zhang berichtete im Herbst 1998, er habe 100 Borreliosepatienten mit chinesischen Kräutern behandelt. In den meisten Fällen konnten die üblichen Antibiotika abgesetzt werden. Allerdings müsse die Behandlung mit Kräutermedizin ungefähr sechs Monate lang durchgeführt werden. In den ersten zwei Wochen käme es zur „Herxheimer Reaktion" mit Symptomverschlimmerung, was er als Zeichen der Wirksamkeit deutet.

Chinesische Schmerzübung

Man reibt das schmerzhafte Gelenk mit der Handfläche im Uhrzeigersinn etwa hundertmal. Ob die Reibungswärme oder eine magnetische Wirkung zur Linderung (sicher nicht bei jedem) führt, bleibt ein Geheimnis.

Vitalstoffe

Unser Immunsystem schützt, sofern es intakt ist, vor Angriffen von Mikroorganismen wie Bakterien und Viren. Ist es geschwächt, sind wir weniger widerstandsfähig gegen Infektionen und schädigende Organismen können sich leichter im Körper festsetzen. Zu den Vitalstoffen zählen Vitamine, Mineralstoffe und Substanzen wie Fischöl, Glukosaminsulfat (zum Aufbau von Knorpel, Sehnen und Bändern) oder Inositol gegen Depressionen. Was oder für wen das richtig ist, kann nur nach den individuellen Symptomen empfohlen werden.

Ein ganz neuer Therapieansatz: Marshall Protocol

ein Beitrag von Wolfgang Maes, Juni 2006
Dr. Trevor Marshall (PhD/Doctor of Philosophy in the Arts and Sciences) kommt aus Australien, lebt in Kalifornien und war selbst an Sarkoidose erkrankt. Das Marshall Protocol wurde von ihm in den letzten 10 Jahren auf der Grundlage umfangreicher wissenschaftlicher Forschungsarbeiten auf dem Gebiet der Molekularbiologie entwickelt und 2001 erstmals vorgestellt.

Das Therapieschema dient der Behandlung einer Vielzahl von chronischen Krankheiten, die bis heute zumeist nicht kausal sondern nur symptomatisch angegangen werden. Es geht dabei um hartnäckige entzündliche Erkrankungen wie Sarkoidose, Borreliose, CFS (chronisches Müdigkeitssyndrom), Fibromyalgie oder Arthritis. Krankheiten und Autoimmungeschehen, welche teils noch nicht als entzündlich betrachtet werden, sind ebenfalls im Gespräch: Lupus, Diabetes, MS (Multiple Sklerose), ALS (Amyotrophe Lateralsklerose), Psoriasis, Morbus Parkinson, Morbus Crohn oder das Sjögren-Syndrom.

Krankheitsverursacher, so Marshall, sind nach neueren molekularbiologischen Erkenntnissen diverse intrazellulär lebende und in zellwandloser Form vorliegende Bakterien (CWD – cell wall deficient bakteria) wie Borrelien, Rickettsien, Chlamydien, Mykoplasmen, Bartonellen und Nanobakterien. Die spezielle Fähigkeit dieser Erreger, sich in Körperzellen dauerhaft einzuschleusen, selbst in Phagozyten (Fresszellen, weiße Blutkörperchen), schützt sie vor den Angriffen des Immunsystems. Eigentlich sollten Immunzellen fremde Erreger eliminieren, was sie nicht können, wenn sie von diesen selbst parasitiert werden. Die daraus entstehende Dauerstimulation des Immunsystems führt zu einer Palette von Symptomen der chronisch Infizierten und Kranken.

Solche Bakterien treten oft als intrazelluläre oder zellwandlose Erreger auf und werden unter anderem Sphäroplasten, zystische oder L-Formen und Blebs genannt. Da das Ziel vieler Antibiotika aber die Schädigung der Bakterienzellwand ist, kommen diese Medikamente hier nicht zur Wirkung. Wenn die kleinen Schmarotzer sich in die Körperzellen hinein flüchten oder deren Zellwand fehlt, ist das stärkste Antibiotikum machtlos. Oft lösen, so Marshall, solche Antibiotikagaben die Verwandlung der Schmarotzer in zellwandlose Formen erst aus oder treiben sie in die

Flucht, und ein solider Fluchtort ist das vor medizinischer Chemie schützende Zellinnere.

Die nicht nur bei Borreliose standardmäßig eingesetzten Antibiotika führen zwar oft zu Symptomverbesserungen, aber nicht zur Heilung, weil sie nach Marshall nur einige Erreger abtöten, aber die intrazellulären und zellwandlosen eben nicht. Zu viele Schmarotzer seien noch da und warten auf bessere Zeiten, kommen wieder aus den Wirtszellen heraus, verwandeln sich zurück und vermehren sich weiter.

Die genannten Parasiten sind grundsätzlich in der Lage chronisch entzündliche Prozesse zu generieren, deren wesentliche Gemeinsamkeit typische überschießende Immunreaktionen hervorruft, die mit dem Begriff TH1-Immunantwort definiert ist. TH1-Zellen, das sind T-Helferzellen, also wichtige Immunzellen, auch bekannt als CD4-Lymphozyten. Bei dieser Immunantwort werden durch die Parasiten und ihre Wirkung auf den Zellkern Immunbotenstoffe produziert, also körpereigene chemische Stoffe, so genannte Zytokine (z.B. TNF-alpha, Interferon-Gamma, Interleukine). Diese Zytokine halten unter anderem über einen komplizierten Regelmechanismus den chronischen Entzündungsprozess in den Geweben aufrecht und richten Schaden an.

Das Hauptproblem bei diesen Infektionen ist also, dass die in Immunzellen eingedrungenen und zellwandlosen Keime vom Immunsystem weder erkannt noch bekämpft werden können, außerdem sind sie von Medikamenten kaum zu erreichen. Die erwähnten Bakterien sind nach Marshall größtenteils nicht gegen Antibiotika resistent, wie oft angenommen wird, die Antibiotika sind sogar hochpotent, aber sie können eben nicht in Zellen eindringen oder zellwandlose Erreger töten. Die krankmachenden Bakterien entziehen sich der dringend erforderlichen Immunabwehr, führen aber nicht zu einer Immunschwäche, im Gegenteil, sie führen zu einer unnützen und schädlichen Überstimulation des Immunsystems. Marshall bedauert, dass ein Großteil dieser in der Molekularbiologie längst vorliegenden Forschungsergebnisse von den klinisch Tätigen bis heute in ihrer Bedeutung nicht ausreichend erkannt oder umgesetzt werden.

Solche Entzündungsprozesse durch intrazelluläre oder zellwandlose Bakterien sind nach Marshall begleitet von Stoffwechselanomalien beim Vitamin D und dem Hormon Angiotensin II. Die Bakterien erzwingen die Produktion von Vitamin D und heizen die Bildung von Angiotensin II an, ein gefäßverengendes Gewebehormon. Die destruktive Folge: Totale Überreaktion des Immunsystems, Förderung der Bakterienvermehrung, Unterstützung der Infektionserreger beim Austricksen der Abwehrkräfte. Vitamin D und Angiotensin II sind beim Marshall Protocol Schlüsselfaktoren.

Vitamin D kommt im Körper in zwei Formen vor: als Hormon das aktive 1,25-Hydroxy-Vitamin-D (Calcitriol) und als so genannte Fettspeicherform das inaktive 25-Hydroxy-Vitamin-D (Calcidiol). Die Feststellung der krankmachenden Vorgänge geschieht an erster Stelle mit zwei Bluttests. Ist die Konzentration des 1,25-D im Blut erhöht (über 45 pg/ml) und/oder die des 25-D erniedrigt (unter 20 ng/ml), dann liegt nach Marshall eine Stoffwechselstörung im Sinne einer solchen TH1-bedingten Infektion vor. Teilt man den 1,25-D-Wert durch den 25-D-Wert, so erhält man die D-Ratio. Normal ist nach Marshall eine Ratio von um die 1,3, Werte über 1,6 weisen bereits auf eine TH1-Entzündungsreaktion hin, je höher desto deutlicher.

Marshall geht davon aus, dass das Immunsystem in die Lage versetzt werden muss, die Krankheitserreger aus eigener Kraft abzutöten. Die beim Marshall Protocol unter anderem eingesetzten, sehr niedrig dosierten Antibiotika verhindern die Bildung der erwähnten Zytokinkaskade und die dadurch ausgelösten Entzündungsprozesse. Das Marshall Protocol erfolgt in drei Phasen. In Phase 1 wird zunächst die Reduzierung von Vitamin D angestrebt. Hierzu gehört die Vermeidung von Sonnenlicht und jedem hellen Licht, das Tragen von speziellen Sonnenschutzbrillen und die Reduzierung von Lebensmitteln, die viel Vitamin D enthalten wie Leber, Eier, Fisch und Fischöle sowie Margarine, Milch und Getreide (Flocken, Müslis), die mit Vitamin D angereichert sind.

Zusätzlich werden in Phase 1 Medikamente eingesetzt, welche ursprünglich zur Behandlung von Bluthochdruck gedacht sind, nämlich einen Angiotensin-II-Rezeptor-Blocker (ARB) wie Benicar (Olmesartan). Olmesartan wird drei- bis vierfach stärker eingenommen, als für Bluthochdruck vorgesehen, 40 mg alle sechs bis acht Stunden, mit dem Ziel, die Angiotensin-II-rezeptoren zu blockieren, das Vitamin D zu senken, das Immunsystem zu unterstützen, Organe zu schützen, die Aktivität der Erreger zu blockieren und sie für das Immunsystem wieder sicht- und somit angreifbar zu machen. Olmesartan ist in Deutschland als Olmetec oder Votum bekannt.

Marshall: „Die Blockade von Angiotensin II schwächt die Bakterien bis zu dem Punkt, wo sie einfacher getötet werden können. Die Reduzierung von 1,25-D macht es den Bakterien schwerer in Zellen, die sie infiziert haben, hinein und hinaus zu schlüpfen."

Im weiteren Verlauf der Phase 1 beginnt der Patient nach mindestens 14 Tagen unter Olmesartan mit der zusätzlichen Einnahme des Antibiotikums Minocyclin, und zwar alle zwei Tage 25 mg oder noch weniger, wie gesagt niedrig dosiert. Eine Dosisanpassung oder eine ganz langsame Dosiserhöhung bis auf 100 mg ist individuell situations-, krankheitsverlauf- und beschwerdebildabhängig.

Unter der Therapie mit Olmesartan allein oder mit Minocyclin zusätzlich muss jederzeit und immer wieder mit heftigen Symptomverschlimmerungen und

Herxheimer-Reaktionen gerechnet werden. Diese sind unvermeidlich, ausdrücklich erwünscht und ein sicherer Beweis für den Erfolg, nämlich für die immer weiter absterbenden Bakterien bis zum sicheren Ende. Zur Verbesserung der Herxheimer-Beschwerden empfiehlt Marshall das Bioflavonoid Quercetin, drei- bis viermal täglich jeweils 500 mg.

Nach etwa drei Monaten oder mehr, je nach Situation, wird in der nächsten 2. und 3. Phase ein weiteres Antibiotikum hinzugefügt und einige Monate bis zu einem Jahr später, je nach Erfolg und Reaktion, noch ein weiteres. Meist geht es um Tetracycline, Clindamycin oder Azithromycin. Die Antibiotika werden wieder in sehr niedriger Dosis und viel größeren Intervallen (z. B. nur alle zehn Tage) eingenommen als üblich.

Die ganze Prozedur kann zwei bis drei Jahre dauern. Dabei werden je nach Situation, Herxheimer-Reaktion und Befinden die Antibiotika gezielt gewechselt und kombiniert, um möglichst viele Erreger und Coinfektionen zu erreichen. Der ARB-Blocker Olmesartan ist über die gesamte Zeit dabei.

Der therapeutische Effekt würde, so Marshall, anhand immer weniger auftretender Symptome und Herxheimer-Reaktionen im Laufe der Zeit deutlich spürbar und sollte zudem regelmäßig, etwa alle vier Wochen, medizinisch überprüft werden. Hierzu gehören Blutbild, Entzündungswerte (CRP, ACE...), Leber- und Nierenwerte, die beiden genannten D-Vitamine, Zytokine, Immunstatus mit entsprechender Lymphozyten-Subtypisierung, alkalische Phosphatase, Triglyzeride und Bakterien-/Viren-Serologien.

Marshall sagt: „Alle chronischen Borreliosen sind CWD-Krankheiten", also solche „TH1-Krankheiten" von intrazellulären und zellwandlosen Bakterien verursacht. Er betont, dass es bei den typischen Borreliose-Symptomen meist nicht nur um ein verursachendes Bakterium geht, sondern häufig um mehrere verschiedene. Das mache es so wichtig, Antibiotika einzusetzen, die ein breites Spektrum solcher Krankmacher abdecken.

Marshall ist überzeugt: „Nur das Immunsystem kann heilen!" Aber das dank chronischem Entzündungsgeschehen aus dem Lot gebrachte, sprich völlig überreagierende Immunsystem muss hierfür erst einmal wieder fähig gemacht werden, zur potenten Funktion zurückfinden. Das Ziel des Marshall Protocol ist die Heilung chronischer Infektionserkrankungen, indem es die Bakterien schwächt, Entzündungsreaktionen blockiert und das Immunsystem stärkt. Marshall ist es wichtig, dass der Patient sehr gut informiert ist und die Therapie in Absprache und unter Aufsicht des behandelnden Arztes exakt und diszipliniert durchführt.

Es kann beim Marshall Protocol noch keine Langzeiterfahrung geben. Teilweise sind wohl schon erhebliche Erfolge zu verbuchen, besonders in den USA, wo zurzeit einige 100 Patienten das Therapieprotokoll durchführen. In Deutschland sind es aktuell etwa 50 unter der Begleitung eines Berliner Arztes und Infektiologen.

Das Marshall Protocol ist wissenschaftlich noch nicht anerkannt. Es ist in Deutschland nur wenigen Ärzten bekannt. Es geht nach dem deutschen Arzneimittelgesetz um eine Therapie, die als ‚off label use‘ bezeichnet wird. Sie wird von einigen Medizinern kritisiert und von den Krankenkassen nicht bezahlt.

Die wichtigsten Internetadressen zur Information und zum laufenden Austausch:
» www.marshallprotocol.com
» www.sarcinfo.com
» www.sarkoidose.de
» www.AutoimmunityResearch.org
» members.aol.com/SynergyHN

Wolfgang Maes ist Journalist, Baubiologe und seit langem von Borreliose betroffen.

Wie entgeht man Zecken?
Sinnvolle und unsinnige Prophylaxe

Kleidung

So nett und luftig nackte Beine unter Shorts wirken – auf Wald- und Wiesenwegen sollte man den Kontakt mit Gräsern und Büschen am Wegrain meiden oder gleich lange Hosen tragen. Wer zudem vorhat, intensiv durchs Gebüsch zu streifen, wie es für Pilzsammler nötig ist, der sollte unbedingt lange Hosen von glattem Gewebe und Gummistiefel tragen. Auf hellem Stoff werden Nymphen und erwachsene Zecken schneller gesehen. Es ist jedoch unrealistisch, Kinder im Sommer beim Spielen im Grünen am ganzen Körper einzumummeln.

Zecken überleben bis zu drei Tagen in abgelegter Kleidung, um sich beim nächsten Anziehen das Opfer vorzunehmen. Dagegen hilft kräftiges Ausschütteln und Absuchen außen und innen sowie eine Viertelstunde im Trockner. Ein Aufenthalt in der Tiefkühltruhe schadet den Winterschlaf-erfahrenen Zecken nicht.

Zecken-Abwehrmittel

Insekten abwehrende Mittel aus Apotheke und Drogerie bieten nur bedingt und zeitlich begrenzt Schutz. Ihre Wirkweise ist unterschiedlich. Es gibt Mittel, die nur im direkten Kontakt auf der Haut abschreckend wirken und andere, die man auf Hosen und Schuhe sprühen kann. Borrelioseinfektionen sind aber trotz fleißigen Sprühens und Einreibens bekannt. Zeckenhalsbänder für Hund und Katze enthalten das für Menschen bedenkliche Insektizid Lindan, das sich innerhalb von einigen Tagen in niedriger Konzentration über die Haustiere verteilt und Zecken abtötet.

Körper absuchen

Spätestens abends beim Ausziehen, besser noch nach der Beendigung von Gartenarbeit oder nach der Rückkehr von einem Waldspaziergang, sollte man Kleidung und Körper nach Zecken absuchen. Typische Verstecke: Kniekehlen, Achseln, Armbeugen, Haaransatz, Ohren, Hals, Brustfalten, Genitalien, Zehen.

Menschen, die im Freien ihrer Notdurft in der Hocke nachgeben, sollten dabei jeden Kontakt mit Gras und Bewuchs vermeiden und diese Körperstelle beim Absuchen nicht vergessen. Duschen beeindruckt Zecken nicht. Sie überleben unter Wasser bis zu drei Tagen.

Haustiere

Nicht die bereits saugenden Zecken an Hund, Katze und anderen Haustieren, die draußen stromern dürfen, stellen eine Gefahr für den Menschen dar, sondern die Zecken, die noch suchend im Fell herumkrabbeln und beim Streicheln, Bürsten oder Schmusen im Bett den Wirt wechseln. Wir hören häufig von Haustierbesitzern, dass sie Zecken lose im Bett finden oder bereits saugend an sich bemerken.

Streichelzoos meiden

Die für Kinder erfundenen Einrichtungen, um trauten Kontakt zu Tieren zu schaffen, können sich als lebensbedrohliche Falle herausstellen. Zwar ist es unwahrscheinlich, dass eine am Tier festgesaugte Zecke auf den Menschen überwechselt. Aber solange sich die von Gräsern abgestreifte Zecke selbst noch das günstigste Stichplätzchen sucht, kommt ihr der weniger behaarte und weichhäutigere Mensch gerade recht.

Zecken auf Spielplätzen und öffentlichen Liegewiesen

Die Zecke ist als Gesundheitsschädling im Infektionsschutzgesetz aufgelistet. Trotzdem kümmern sich Kommunen kaum darum, ob ihre öffentlichen Plätze „verzeckt" sind oder nicht. Es bleibt dem Bürger überlassen, den Nachweis von Zecken zu erbringen und Handlungsbedarf einzufordern.

Sind Zecken da?

Der Zeckentest ist ganz einfach. Man nehme ein weißes Frottiertuch und ziehe es über Gräser und Büsche. Dazu sollte ideales Zeckenklima herrschen wie Temperaturen zwischen 15 und 20 Grad, kein Regen und nicht allzu große Hitze, weil sie sich sonst unter Blättern verstecken. Anwesende Zecken verhaken sich im Frottiergewebe und können mit einer Pinzette abgenommen werden. Wer sie als Beweis sammeln will, steckt sie mit einem feuchten Grashalm in ein klarsichtiges Schraubglas. Handelt es sich um kommunales Gelände, ist das Gesundheitsamt die richtige Adresse dafür. Handelt es sich um den eigenen Garten, sei man vorgewarnt.

Wie dezimiert man Zecken?

Hauptgrund für Zeckenbefall sind Abfallkörbe und Komposthaufen, die durch Essenreste Mäuse und Ratten anlocken, die natürlichen Reservoire der Borrelien. Abfallkörbe müssen so aufgehängt sein, dass sie unerreichbar für die Nager sind. Mäuse lieben auch Vogelfutter, das manche Menschen selbst im Sommer bereitstellen.

Im Garten hilft es, das Gras kurz zu halten und bei starkem Zeckenbefall begiftete Wattebäusche (Kammerjäger fragen) auszulegen, die die Mäuse zum Nestbau benützen. Natürlich darf man in dieser Zeit weder Kinder noch Haustiere in den Garten lassen. Großflächig aufgebrachte Zeckenvernichtungs-Substanzen gibt es, jedoch dürfte man danach den Garten für mehrere Wochen nicht betreten. Sie vernichten sämtliche Spinnen und Insekten und damit möglicherweise auch unsere gefiederten Freunde.

Falsche Versprechungen

Weder hoch- noch normaldosierte Vitamin B-Gaben, nicht Teebaumöl und auch nicht Knoblauchsaft beeindrucken Zecken oder schrecken sie ab. Es gibt auch keinen Hinweis auf von Zecken bevorzugte Blutgruppen, Geschlecht oder Alter. Warum überdurchschnittlich mehr Menschen jenseits des 50. Lebensjahrs betroffen sind, könnte mit deren erhöhtem Gesundheitsbewusstsein – also Spazieren, Wandern, Walken im Grünen – sowie die Liebe zu Haustier und Gartenhobby zusammenhängen.

Impfen gegen Borreliose?

Die Immunabwehr erkennt Borrelien zwar. Doch die Bakterien sind häufig schneller. Gelang es ihnen erst einmal, sich in verschiedenen Körpergeweben anzusiedeln, dann sind sie gegen Abwehrzellen und Antibiotika zwar nicht gesichert, aber besser gefeit. Ein Impfstoff müsste die Immunabwehr so steigern, dass die Keime keine Chance zum Entwischen haben. Das hat man bis heute nicht geschafft, aber in Aussicht gestellt.

Amerikanische Borrelien hatten schlechte Chancen

Die Forschung dafür begann 1988. In Deutschland beteiligt waren Markus Simon vom Freiburger Max-Planck-Institut für Immunbiologie gemeinsam mit der Arbeitsgruppe um Michael Kramer und Reinhard Wallich vom Institut für Immunologie der Universität Heidelberg. Der 1998 in der Wirksamkeit erstmals bestätigte Impfstoff, hetzte die Antikörper nur auf die amerikanischen Borrelien burgdorferi. Obwohl zwei klinische Studien in Boston und New Brunswick 1998 eine Wirksamkeit von 49 bis 92 Prozent an mehr als 20 000 Personen bestätigte, greift die Legende vom gefährlichen Borreliose-Impfstoff, an die heute nur noch wenige glauben wollen. 2002 wurde der Impfstoff Lymerix wegen angeblicher Nebenwirkungen vom Markt genommen. Vermutet werden allerdings schnöde wirtschaftliche Gründe.

Impfstoff gegen europäische Borrelien

Weil in Europa neben Borrelia burgdorferi auch noch die Arten Borrelia afzelii, Borrelia garinii, Borrelia valaisiana, Borrelia spielmani und noch ein paar Exoten vorhanden sind, braucht man einen Impfstoff, der mehrfach wirkt.

Im Juni 1998 stellt sich Reinhard Wallich der Presse und berichtete, dass der Dreifach-Impfstoff entwickelt und bereits an Mäusen erfolgreich getestet sei. Nun seien drei Jahre weitere Testphase abzuwarten, bis der Impfstoff gefahrlos am Menschen eingesetzt werden könne. Im Oktober 1999 ging ein von Baxter in Österreich entwickelter Impfstoff in die klinische Prüfung, der auf die verschiedenartigen Varianten des Krankheitserregers in Europa zugeschnitten sei. Im Tierversuch an Mäusen habe der Impfstoff eine gute Wirksamkeit gezeigt. Er greife die Erreger noch in der Zecke an, indem er ihr Oberflächenprotein OspA lähme. Dadurch könnten sich die Borrelien nicht vom Darm in die Speicheldrüsen bewegen. Angeblich sei ein Dreifach-Impfstoff in der Schweiz bereits entwickelt und im Tierversuch getestet worden, hieß es 2002. Wieder Pause.

2005 berichtete Baxter Österreich erneut über gute Ergebnisse im Tierversuch. Doch dann wurde das Projekt gestoppt, weil die Vogelgrippe alle Prioritäten auf sich zog. Also weiter warten!

Ebenfalls im Herbst 2005 verströmte eine Pressemitteilung neue Hoffnung. Es sei gelungen, einen Borreliose-Impfstoff in Tabakpflanzen wachsen zu lassen, ein Experiment des Wissenschaftlers Heribert Wrzecha an der Universität Würzburg. Ein Impfstoff, den man wie Salat essen kann? Was aber nur Insidern bekannt war: Dabei handelt es sich um den gentechnisch nachgebauten Impfstoff Lymerix, der nur gegen Borrelia burgdorferi wirksam ist. Problem trotzdem: Die bisher entwickelten Impfstoffe können zwar Infektionen verhindern. Sie versagen aber, wenn die Borrelien sich bereits im Organismus verteilt haben.

Salp 15 – Schlüssel für Borreliose-Impfstoff?

Borrelien zwingen Zecken zur Mithilfe fürs Überleben, fanden Forscher der Yale University of of Medicine, New Haven. Mit Borrelien infizierte Zecken bilden in ihrem Speichel das Protein Salp 15, das sich wiederum mit bestimmten Oberflächenproteinen der Borrelien verbindet und eine Art Tarnkappe gegen das Immunsystem bildet. So ist es an Mäusen beobachtet worden. Frage der Forscher: Lässt sich aus dem Schutzprotein ein Impfstoff entwickeln?

Impfen gegen FSME und Borreliose?

Darf sich jemand mit bestehender Borreliose gegen FSME impfen lassen? Ja, weil es sich dabei um zwei unterschiedliche Erkrankungen handelt. Nein, wenn die Borreliose als akuter Schub abläuft. Man muss bedenken, dass einem Erreger ein zweiter aktiver Erreger hinzugeführt wird. Bei dem einen Patienten passiert gar nichts, bei einem anderen löst die FSME-Impfung oder auch eine Grippeschutzimpfung einen akuten Borrelioseschub aus. Deshalb kann diese Frage nur jeder für sich beantworten. Im Zweifelsfall ist ein Borrelioseschub leichter einzudämmen als eine Virusgrippe, die tödlich enden kann.

Rechte und Ansprüche Betroffener

Borreliose als Berufskrankheit

Borreliose trägt in der Berufskrankheiten-Verordnung die Nummer 3102 als „Von Tieren auf Menschen übertragbare Krankheit". Am leichtesten gelingt Förstern, Schäfern und Jägern die Anerkennung. Meint man. Uns sind mehrere Fälle bekannt, wo Gutachter und somit Berufsgenossenschaften Rentenansprüche abwiesen, weil die Betroffenen sich entweder an diese eine Zecke nicht erinnern konnten oder Grunderkrankungen in sich trugen, deren Symptome Ähnlichkeiten mit einer Borreliose hatten.

Allen Betroffenen sei viel Hartnäckigkeit auf einem steinigen, langen Weg anzuraten. Den Finten, die sich zum Teil die Sachbearbeiter von Berufsgenossenschaften ausdenken, muss man strategisch entgegenhalten. Ehrlichkeit zählt nichts. Nur wer die Beweiskette plausibel zusammenfügt, erwirbt Chancen auf Anerkennung. Zeit spielt dabei keine Rolle. Klagen vor dem Sozialgericht dauern in der Regel Jahre. Das sollte einen aber nicht abhalten; denn die Zeit arbeitet für Borreliose-Kranke. Erstens gibt es immer wieder neue Erkenntnisse, die Gutachten untermauern oder ad absurdum führen. Und zweitens zahlt zumindest derzeit keine Bank so hohe Zinsen, wie sie Berufsgenossenschaften und Versicherungen leisten müssen, wenn der Anspruch letztlich bestätigt ist – also Geduld.

Es gibt Bestrebungen, den so genannten Wegeunfall aus den Ansprüchen an eine Berufsgenossenschaft zu löschen. Aber so lange er noch Bestandteil der gesetzlichen Unfallversicherung ist, zählt die Zeckeninfektion auf dem Weg von und zur Arbeit als Berufskrankheit, ebenfalls in Ausübung des Berufes, zum Beispiel bei Kindergärtnerinnen, Lehrern, Gärtnern, Landwirten, beim Betriebsausflug, aber praktisch auch beim Warten der Journalisten im Grünen vor dem Bundeskanzleramt, um ein Interview zu erhaschen. Es ist praktisch kein Beruf von einem Zeckenstich mit Borreliosefolge verschont. Auch der Autorin, die mehrere Zeckenstiche beim Erarbeiten von Radreise-Reportagen erlitt, gelang es, die Borreliose als Berufskrankheit anerkannt zu bekommen.

Die Anerkennung als Berufskrankheit eröffnet Kassenpatienten die Chance, in besonders kompetente Therapiehände zu geraten. Denn die Berufsgenossenschaften sind verständlicherweise stark interessiert, die Borreliose so schnell wie möglich ausgeheilt zu bekommen. Als Patient mit Berufskrankheit genießt man fast Privatpatienten-Status, weil die Ärzte höher abrechnen können. Freiwillig bei der gesetzlichen Unfallversicherung Versicherte können bei Arbeitsunfähigkeit Verletztengeld beanspruchen.

Berufsgenossenschaften

Berufsgenossenschaften sind die Träger der gesetzlichen Unfallversicherung. In ihr pflichtversichert sind alle Beschäftigten der zugehörigen Unternehmen sowie Lernende in berufsbildenden Einrichtungen. Unternehmer, Freiberufler und deren mitarbeitende Ehegatten können sich freiwillig versichern.

Beruflich erlittene Borreliose muss wie ein Berufsunfall beim Arbeitgeber zur Anzeige gebracht werden, der dies wiederum der zuständigen Berufsgenossenschaft meldet. Auch wenn normale Arbeitsunfälle unverzüglich angezeigt werden müssen, gilt bei Borreliose der Zeitpunkt der Diagnose. Schließlich zeigt sich die Borreliose nicht direkt nach dem Stich, sondern in der Regel nach einer oder mehreren Wochen oder sogar erst nach Monaten.

Zwar sind die gesetzlichen Unfallversicherer verpflichtet, die Folgen von Arbeitsunfällen und Berufskrankheiten im Einzelfall und im Gesamten so gering wie möglich zu halten. Aber leider versuchen sie das häufig, indem sie Ansprüche Versicherter herunterspielen, abwimmeln und durch unsensible Verwaltungsbescheide abschmettern. Die Verwaltungs-Berufsgenossenschaft dokumentierte die Relation zwischen gemeldeten und anerkannten Borreliosen im Jahr 2004 folgendermaßen: 42 Anzeigen auf Verdacht führten zu neun anerkannten Berufskrankheiten und einer einzigen Rente. In 24 Fällen (mehr als die Hälfte) habe sich der Verdacht auf Berufskrankheit nicht bestätigt.

In einem aktuellen Fall aus Bayern wurde einem Forstarbeiter die Anerkennung (trotz positiver eindeutiger Serologie und Diagnose durch einen namhaften Praktiker) verweigert, weil die Zecke nicht gesehen, sondern nur „vermutet" wurde. Der Skandal bestand darin, dass das internistisch-arbeitsmedizinische Fachgutachten lediglich „nach Aktenlage" durch einen Arzt mit Spezialgebiet Lungen- und Bronchialheilkunde erstellt wurde, der die Kompetenz des Diagnostikers ungestraft herabwürdigte.

Der richtige Anwalt

Wichtig bei einer Klage vor dem Sozialgericht ist, dass man nicht zu irgendeinem Anwalt geht, sondern einen auf Sozialrecht spezialisierten sucht. Den findet man am ehesten, indem man mehrmals die Verfahren-Ankündigungen an den Türen der Gerichtssäle studiert. Häufig genannte Anwälte sind in der Regel bei Gericht bekannt. Von ihnen darf man sich mehr taktische Erfahrung im Umgang mit den dort tätigen Richtern versprechen als von Neulingen, die der Richter nicht kennt. Schließlich will der die Klage auch so schnell wie möglich vom Tisch, am einfachsten mit einer lapidaren Klageabweisung in der ersten Instanz, weil das die meisten Klagenden in ihrem Anspruch entmutigt. Das muss man von vornherein wissen. Derartige Klagen werden selten in der ersten Instanz entschieden.

Die wunderbaren Anwälte in Fernsehserien sind reine Erfindung. Wenn man nicht zufällig einen Anwalt erwischt, der selbst von Borreliose betroffen ist und sich für das Gebiet interessiert, ist der Anwalt nicht mehr als ein Briefträger und Übersetzer zwischen Klagebetreiber und Richter. Die Sprache heißt Kanzleideutsch und ist für Normalsterbliche nicht immer eindeutig verständlich, umso mehr für die Juristen. Der Anwalt ist immer nur so gut, wie man ihn mit Informationen, Argumenten, Beweisen in Form von Literatur, Befunden, Zeugenaussagen und bestenfalls Präzedenzfällen füttert. Hier sind Selbsthilfegruppen und ihre Dachorganisation, der Borreliose Bund Deutschland, eine große Hilfe, weil sich dort derlei Erfahrungen bündeln.

Ehrenamtliche und Arbeitslose

Wer sich die Borreliose in Ausübung eines bezahlten oder unbezahlten Ehrenamtes erwirbt – beispielsweise beim Ausfahren von Rollstuhlfahrern oder als Spazierbegleitung alter Menschen – ist ebenfalls durch die gesetzliche oder jeweils zuständige berufsgenossenschaftliche Unfallversicherung oder Unfallkasse der Institution versichert, für die das Ehrenamt ausgeübt wird.

Auch Arbeitslose, die sich eine Borreliose zuziehen, während sie auf dem Weg zum oder vom Arbeitsamt sind beziehungsweise sich nach Aufforderung durch das Arbeitsamt bei einem möglichen Arbeitgeber bewerben, bleiben in der gesetzlichen Unfallversicherung versichert. Zuständig ist die Berufsgenossenschaft oder Unfallkasse des bisherigen Berufes.

Behindertenstatus

Funktionseinschränkungen einzelner Gliedmaßen berechtigen zu einem Behindertenausweis. Ausschlaggebend für die Berechtigung ist nicht die Art der Erkrankung, sondern der Grad der dauerhaften oder längerfristigen Behinderung. Was muss man tun?

Den Antrag dazu stellt man beim zuständigen Versorgungsamt seiner Heimatgemeinde. Bereits vorhandene ärztliche Atteste kann man beifügen. Andernfalls fordern die Versorgungsämter von sich aus Atteste bei den behandelnden Ärzten an und lassen Antrag und ärztliche Berichte vom eigenen ärztlichen Dienst beurteilen und bewerten. Danach erteilt das Versorgungsamt dem Antragsteller einen rechtsmittelfähigen Bescheid, gegen den man innerhalb von vier Wochen Einspruch erheben kann, wenn man nicht damit einverstanden ist. Glaubt man sich ungerechtfertigt bewertet, kann man vor dem Sozialgericht (noch kostenfrei) klagen.

Wer ist behindert?

Nach § 4 des Gesetzes zur Sicherung der Eingliederung Schwerbehinderter in Arbeit, Beruf und Gesellschaft (Schwerbehindertengesetz – SchwbG) gilt eine „Funktionsbeeinträchtigung, die auf einem regelwidrigen körperlichen, geistigen oder seelischen Zustand beruht". Dieser „regelwidrige Zustand" muss von dem für das Lebensalter typischen abweichen und die Funktionsbeeinträchtigung darf nicht nur vorübergehend vorliegen. Die Auswirkung der Funktionsbeeinträchtigung wird als Grad der Behinderung (GdB) abgestuft nach Zehnergraden von 20 bis 100 festgestellt. Als schwer behindert gelten Personen, bei denen ein GdB von 50 und mehr festgestellt wurde.

GdB mindestens 30

Mit diesem Bescheid kann sich ein arbeitsloser Patient beim Arbeitsamt mit einem Schwerbeschädigten gleichstellen lassen. Außerdem kann er beim Finanzamt einen Steuerfreibetrag geltend machen.

GdB 50 und mehr

Damit genießt man besonderen Kündigungsschutz, Zusatzurlaub, Steuerfreibetrag, begleitende Hilfen im Arbeitsleben sowie Vergünstigungen oder Gratisangebote des öffentlichen Lebens. Entscheidend darüber ist das „Merkzeichen" im Behindertenausweis:

G = erheblich gehbehindert; aG = außergewöhnlich gehbehindert; H = hilflos; Bl = blind; B = Notwendigkeit ständiger Begleitung; RF = blind, wesentlich sehbehindert, gehörlos, ständig gehindert, an öffentlichen Veranstaltungen jeder Art teilzunehmen

Als Nachteilsausgleich winken zum Beispiel Freifahrten im Öffentlichen Nahverkehr, in Bahnen und Bussen, Parkausweise, Kfz-Steuerermäßigungen, sonstige Steuerfreibeträge, Befreiung von Rundfunkgebühren, Ermäßigung von Gebühren für Fernsprechanschluss. Die Bewertungen und Auslegungen können je nach Bundesland unterschiedlich ausfallen. Der Behinderten-, Schwerbehindertenausweis verliert nach fünf Jahren seine Gültigkeit, wenn nicht drei Monate vor Ablauf Verlängerung beantragt wird.

Der kompetente Patient

Wer den durchaus Erfolg versprechenden Weg durch den Dschungel der Sozialgesetze aufnehmen will, sollte sich gut präparieren.

Lassen Sie sich alle Diagnosen und mündlichen Befunde von Ärzten schriftlich geben. Von Formularen, die Sie ausfüllen und unterschreiben, lassen Sie sich eine Kopie aushändigen. Wenn man Sie abwimmeln will, behaupten Sie, dass Sie die Dokumente für eine gutachterliche Untersuchung, für Ihren Arbeitgeber, für Ihre Zusatzversicherung oder für Ihre eigene Dokumentation benötigen. Falls es dann immer noch nicht klappt, beschweren Sie sich schriftlich bei der zuständigen Landesärztekammer.

Kaufen Sie sich ein medizinisches Wörterbuch und „übersetzen" Sie alle Schriftstücke, die es über Ihre Krankheit gibt. Sie werden vielleicht entdecken, dass – meist aus Schlamperei – völlig falsche Symptome/Beschwerden nieder- oder unkritisch abgeschrieben sind. Fordern Sie den Schreiber schriftlich (mit Kopien an alle, die damit etwas zu tun haben) auf, die Fehler zu berichtigen.

Für sich zu kämpfen, bedeutet, dass man viele Briefe schreiben muss. Telefonisch kann man hinterher nichts beweisen. Auch wenn man Ihnen Schriftliches verweigert, können Sie Gehörtes und Gesagtes durch eine schriftliche „Gesprächsnotiz" an den Gesprächspartner bestätigen und dokumentieren. Damit nageln Sie ihn fest oder bewegen ihn, sich präziser auszudrücken.

Lernen Sie, mit einem Personalcomputer umzugehen. Sie können erstens alle wichtigen Adressen eingeben und brauchen Sie nicht ständig mühsam zu suchen. Auch die meist langen Aktenzeichen sind stets parat, um einen „schriftlichen" Schuss loszulassen. Versicherungen und Berufsgenossenschaften rechnen mit Ihrer Trägheit. Außerdem können Sie sich, wenn Sie keinen Kopierer besitzen, Ihre Briefe ein zweites Mal fürs Archiv ausdrucken.

Wenn Ihnen Ärzte Briefe an Kollegen im verschlossenen Umschlag übergeben, dürfen Sie diesen selbstverständlich öffnen, lesen, kopieren – und wenn es Ihnen wichtig erscheint – „nicht" weitergeben. Falls Sie Zweifel am Inhalt hegen, wichtige Unterlassungen oder falsche Symptome entdecken, müssen Sie dies dem ausstellenden Arzt, aber auch dem Empfänger dieses „Arztbriefes" schriftlich darlegen.

Auch wenn Sie Kassenpatient sind, können Sie ihren Arzt innerhalb des Quartals wechseln. Nach Stand des Redaktionsschlusses müssen sie lediglich die Praxisgebühr ein weiteres Mal bezahlen, wenn Sie keine Überweisung haben. Falls Sie die Krankenkasse deswegen zur Rede stellt, begründen Sie, dass Sie entweder kein Vertrauen zu dem Arzt hätten oder dieser an die Grenzen seines Wissens stoße.

Sammeln Sie Befunde, Bescheide, Literatur, Korrespondenz und Adressen durch Aktendeckel getrennt in einem Sammelordner, in dem Sie blättern können.

Sammeln Sie Literatur, die Ihre strittigen Symptome bestätigt. Dabei helfen Leidensgenossen, Selbsthilfegruppen, Bücher, Kopien von Artikeln aus Fach- und Laienzeitschriften. Mit Internet-Anschluss kommen Sie an mehr Informationen, als manchmal nützlich sind. Bedenken Sie, dass es im Internet keine Zensur gibt und jeder schreiben kann, was er für richtig hält, auch wenn es falsch ist.

Borreliose-Gutachten

Gutachter dürfen abgelehnt werden, bevor sie tätig werden. Plausible Gründe sind mangelndes Vertrauen auf Grund früherer Erfahrungen, schlechter Ruf im Kreis von Selbsthilfegruppen und erwiesene Inkompetenz. Überzeugend ist es, wenn man Alternativen anbieten kann. Auch hier helfen die Selbsthilfegruppen und der Borreliose Bund Deutschland e. V.

Gutachter, die man persönlich nicht zu Gesicht bekommt und die alles an einen andern Arzt delegieren, kann man nachträglich ablehnen, besonders wenn sich das Gutachten als Flop erweist.

Auf Gutachten muss man sich gut vorbereiten. Gefragt ist immer der gesamte gesundheitliche Lebenslauf, die „Anamnese", die man zu Hause bereits nach zeitlicher Abfolge (Jahreszahlen) von den Kinderkrankheiten über Unfälle, Geburten, Operationen, Krankenhausaufenthalte erstellen und als Liste übergeben kann. Derartige Ereignisse bewusst zu verschweigen, kann als Betrug ausgelegt werden. Gefragt wird auch nach Beschwerden (Symptome), die mit der Borreliose zusammenhängen, nach Medikation und nach Arbeitsunfähigkeitszeiten. Wer ein Symptom-Tagebuch führt, kann im Gutachter-Gespräch leicht darlegen, wann was wehgetan hat und mit welchen Medikamenten (Dosis, Dauer) therapiert wurde. Vorbereitet muss man auch sein, wenn es um die gegenwärtige Befindlichkeit geht und die Perspektive, die man sich ausrechnet. Was ist an Restarbeitsfähigkeit vorhanden? Sind die Beschwerden dauerhaft vorhanden oder schwankt ihre Intensität? Den dringenden Wunsch nach Rente sollte man sich verkneifen, deren Notwendigkeit ergibt sich durch die Unfähigkeit, seinen Beruf auszuüben.

Es ist hirnrissig, bei einem Gutachten besonders tapfer sein zu wollen. Es ist aber auch kontraproduktiv, sich besonders wehleidig, misstrauisch, feindselig, weinerlich und hysterisch aufzuführen. Sie wollen doch wohl nicht auf der Psychoschiene landen. Der Gutachter gibt auch ein Urteil über die Mitwirkung des Patienten bei der Begutachtung ab. Notfalls muss man eben Mitarbeits-Bereitschaft und Akzeptanz des Gutachters heucheln. Aber bitte nicht zu dick auftragen.

Notizen machen

Falls es notwendig wird, einem Gutachten teilweise oder im Ganzen zu widersprechen, könnte es nützlich sein, sich über den Hergang eines Gutachtens Notizen zu machen. Der Gutachter darf ruhig sehen, dass Sie sich etwas aufschreiben. Umso sorgfältiger wird er seine Worte wählen. Denn steht das Gutachten erst einmal schwarz auf weiß auf Papier und behauptet Falsches, müssen die Schwachstellen bewiesen werden. Abgesehen von fachlichen Fehlern helfen auch objektive und subjektive Beobachtungen, die Glaubwürdigkeit eines zweifelhaften Gutachtens zu erschüttern. Beispiel: Unorganisiertes Arbeiten mit fliegenden Zetteln, ständige Unterbrechungen, defekte Untersuchungsmittel,

Medikamentennamen müssen buchstabiert werden. Wessen Gedächtnisleistung unter einer Borreliose besonders löcherig arbeitet, der sollte mit dieser Begründung eine seriös aussehende Begleitperson (Ehepartner, erwachsenes Kind, Geschwister) mitnehmen. Bei einem Borreliose-Gutachten wird man praktisch voll durch die klinische Mangel gezogen: Gewicht, Körpergröße, Blut, Urin, Blutdruck, Beweglichkeit, Abhören, Abtasten, Reflexe, Ultraschall aller Organe, Röntgen, EKG, eventuell Belastungs-EKG, Lungenbefund, Punktierung von Ergüssen, Liquor beim Verdacht einer Neuro-Borreliose.

Sind Gutachter käuflich?

Diese Frage stellte der Münchner Arzt Dr. Ulrich Kübler in Form eines Leserbriefs am 2. Februar 1999 in der Ärztezeitung. „Bereits vom jungen Assistenzarzt wird ja erwartet, Kunstfehler des Chefs zu übersehen, Falschbehandlungen zu verschweigen und das Erstellen von Gefälligkeitsgutachten einzuüben. Die Förderkonten mancher Universitäten sind regelrecht Geldwaschanlagen. Ich will sagen, die Definitionsmonopole der Universitäten haben zur Käuflichkeit der wissenschaftlichen Expertise geführt und zur Degradierung eines normalen Rechtsbewusstseins bei vielen universitären Mitarbeitern. Zu fordern ist die völlige Offenlegung der Einkünfte bei jenen, die Gerichte mit Gutachten bedienen oder solchen, die mit Gutachten umgehen." Kein Kommentar.

Private Unfallversicherung

Borreliose gilt in der Schweiz schon lange als Unfallereignis, für das man die Private Unfallversicherung zur Kasse bitten kann. Auch in Deutschland gehen Unfallversicherungen dazu über, das Risiko Borreliose mitzuversichern. Allerdings machen einige eine Leistungszusage davon abhängig, dass man den Tag des Zeckenstichs unverzüglich meldet. Quintessenz: Man sollte diese Versicherungen tatkräftig beschäftigen, indem man jeden Zeckenstichverdacht als Unfall meldet. Ein PC hilft, dies mit einem Formular aus dem Phrasenspeicher mit möglichst wenig Aufwand zu bewerkstelligen.

Andere Unfallversicherungen lehnen Menschen als Versicherte ab, die bereits einmal eine Borreliose erlitten hatten. Die Gothaer tat dies 2004 sogar bei einer Frau, deren Arzt ihr mehr als zweijährige Beschwerdefreiheit nach einer therapierten Infektion attestierte. Eine andere Unfallversicherung beschäftigte zur Begutachtung ihrer Versicherten einen Lungen-Facharzt, der sich durch besondere Unkenntnis in der Serologie erwies. Dem Borreliose Bund Deutschland e. V. gelang es, dies der Versicherung klarzumachen und er erreichte für sein Mitglied die Begutachtung durch einen kompetenteren Gutachter. Furore machte ein Urteil des Amtsgerichts Dortmund (Az. 128 C 5745/03) das entschied, dass eine private Unfallversicherung vertraglich vereinbartes Krankenhaus-Tagegeld zahlen müsse, weil der Versicherte wegen einer Borreliose stationär behandelt werden musste.

Schicksale aus der Praxis

(alle Namen geändert)

Aus dem Rollstuhl aufs Fahrrad

Karl Bauer war bis zu seinem 50. Geburtstag selten krank. In seinem Beruf erfolgreich, später selbstständig, sportlich aktiv, traf ihn die Borreliose nicht urplötzlich sondern schleichend, heimtückisch. „Mein Kopf ist mein Büro" lautete seine Devise; doch der funktionierte immer schlechter. Kundennamen fielen ihm nicht ein. Und mit dem Rechnen klappte es immer schlechter. Das rechte Bein versagte. Hinzu kamen wahnsinnige Schmerzen am ganzen Körper. Mit allerlei Tricks versuchte er diese Beschwerden zu verheimlichen. So ging das zwei Jahre, bis er sich immer häufiger wirr im Kopf und orientierungslos fühlte. Erst nach langer Arzt-Odyssee und einem Totalzusammenbruch diagnostizierte ihm ein Arzt eine Borreliose.

Die Rache der Oberärztin

Es war das Jahr 1988. Ein amerikanisches Wundermittel wurde angepriesen. Doch es half ihm nicht. Wieder totaler Zusammenbruch. Klinikaufenthalt. Eine Oberärztin, die ihm – obwohl Privatpatient – Rocephin aus Überzeugung verweigerte, rächte sich für sein Kontra durch Gesundschreibung zwei Tage nach der Klinikentlassung. Die Krankengeld-Versicherung überbrückte Einkommensausfälle. Beim nächsten Arzt erhielt er vier Wochen Rocephin. Besserung bis zum nächsten Schub. An viele Klinikaufenthalte erinnert er sich heute mit: „zeitweise schmerzgelähmt am ganzen Körper". Trotz Linderung blieben schwere Sprechstörungen, Rollstuhl und ein tiefes Krankheitsgefühl wie „Zahnschmerzen am ganzen Körper".

Der Rest ist symptomatisch: Ehe kaputt. Die Kosten für Scheidung und Krankheit fraßen alle Reserven. Die berufliche Basis ging den Bach hinunter. „Wenn man ganz unten ist, kann's nur noch nach oben gehen oder man macht Schluss", sagte er sich, probierte erst das Letzte…blieb doch beim Ersten und nahm sich vor: „Wenn ich wieder aus dem Rollstuhl komme, will ich anderen helfen, dass sie so ein Schicksal nicht erleiden müssen!"

Karl Bauer versagt, auch wenn es ihm heute vergleichsweise gut geht, die Stimme beim Zurückdenken. Noch immer findet er kaum Schlaf, hat taube Füße, aber er kann auf Antibiotika verzichten und er fühlt sich jedes Jahr ein kleines bisschen besser. Er stärkt sein Immunsystem mit vernünftigem Essen und Vitaminen, entgiftet zwei Mal im

Jahr mit Mitteln aus der Apotheke. Vor allem geht er viel raus, läuft, fährt Rad. Statt der 100 Liegestütze von früher macht er heute eine am Morgen, eine am Mittag, eine am Abend. Dazwischen berät er Menschen mit Borreliose am Telefon. Danke.

Vogelkästen putzen

Eine Psychologische Psychotherapeutin schrieb im Jahr 2003 an den BBD, dass sie bei aller Zurückhaltung vor Panikmache vermuten müsse, dass sie, Mann und Tochter sich bereits 1988 Zeckenstiche beim Putzen von Nistkästen im Garten zugezogen hätten. (Diese Empfehlung des Deutschen Grünen Kreuzes, Marburg, geisterte noch 2003 durch die Gazetten.) Danach hatten sie nicht nur Läuse und Flöhe, sondern auch seltsame Stiche am Körper. Kurz danach erkrankten alle: die Mutter zunächst an Magen-Darm-Symptomatik, dann alle drei an heftiger Grippe mit Nachtschweiß. Die Tochter erholte sich langsam unter antibiotischer Therapie. Für die Mutter begann das schwärzeste Kapitel ihres Lebens: zwei Fehlgeburten hintereinander, schlechter Allgemeinzustand, ein gesundheitlicher Knick, von dem sie sich nie mehr erholte.

Die 1990 geborene zweite Tochter irritierte vom ersten Lebenstag an durch extensives Schreien. Die dahinschwächelnde Mutter geriet in Rheumaverdacht. Auch Amalgam wurde hinterfragt. Schließlich 1994 die Diagnose: Borreliose. Unter antibiotischer Therapie erholte sich die Frau und fühlte sich seit Jahren erstmals „wahnsinnig gut"; nach einem Jahr „wahnsinnig schlecht". Die Uniklinik attestierte ihr: keine Borreliose. Doch nach drei Wochen Rocephin kam das Wohlgefühl zurück, wieder für ein Jahr.

Die jüngste Tochter mit gestörtem Längenwachstum litt schon mit sechs Jahren an Migräneanfällen, kognitiven Störungen und Schlaflosigkeit. Das spitzte sich zu bis zum 12. Lebensjahr, bis eine Ärztin Borreliose diagnostizierte. Unter Amoxicillin war das Kind beschwerdefrei und fühlte sich wie neu geboren. Erst jetzt erzählte es seiner Mutter, dass es vor Schmerzen oft heimlich im Bettchen geweint habe.

Die Mutter, damals 37, fühlte sich wie 70. Sie unternahm noch einen letzten Versuch mit Antibiotika und machte 18 Monate lang Gasser-Therapie. Mit dem Erfolg auch nicht dauerhaft zufrieden, drehte sie der Schulmedizin den Rücken zu und fand ihr Heil in der Magnettherapie. Sie trägt Magnetsohlen sogar im Bett und schläft auf einer Magnet-Bettauflage. Es gehe ihr seit dem immer besser. Sie mache sogar wieder Sport. Die üblichen Vier-Wochen-Zipperlein bekämpft sie mit Aspirin.

Borreliose per Geburt?

Immer wieder trifft man auf Borreliosekranke, die sich nach Jahrzehnten schwerer und schwerster Beschwerden an keinen Zeckenstich erinnern können aber einen schlimmen

Verdacht hegen. Ferdinand Haug kannte seine Mutter von Klein auf immer von Rheumaschmerzen geplagt. Rheuma und Reißen gehörten noch vor 50 Jahren zu den hinnehmbaren Alterungsprozessen, in die man sich fügen musste ebenso wie der Witwenbuckel.

Feuchte ungeheizte Zimmer, klamme Betten, Hungerszeiten und körperlich schwere Arbeit – das alles fraß angeblich an den Knochen und Gelenken. Haugs Mutter verbrachte das letzte Jahrzehnt nahezu unbeweglich im Bett. Erst lange nach ihrem Tod wagte er die Hypothese, sie habe eine Borreliose gehabt und im Mutterleib auf ihn übertragen.

Ferdinand war von Klein auf kein Kraftmeier, anfällig für Erkältungen und Überlastungen. Turnen war ihm ein Gräuel. Und lange Wanderungen erschöpften ihn für Tage. So mogelte er sich möglichst schonend durch die ersten 30 Jahre seines Lebens. Mit Mitte 40 nahmen seine Erschöpfungszustände derart überhand, dass ihm sein Arbeitgeber vorschlug, zu Hause zu arbeiten, auf eigene Rechnung, wenn auch mit einem Werksvertrag. Outsourcen nannte man das schick. Doch er kam wenig zum Arbeiten. Schmerzattacken trieben ihn von Arzt zu Arzt, bis endlich nach Monaten eine Borreliose diagnostiziert wurde.

Die üblichen drei Wochen Doxycyclin brachten da kaum noch Linderung. Dazu die Sorge um die Familie, das noch nicht abbezahlte Haus. Die Eltern sprangen finanziell ein. Nach Jahren mit auf- und abschwellenden Krankheitsschüben erhielt er schließlich eine Rente. Zu wenig zum Leben, zu viel zum Sterben. Doch nun hatte er Zeit, sich selbst über diese rätselhafte Krankheit schlau zu machen. Und das tut er mit der Besessenheit eines Süchtigen noch immer.

Ein Kerl wie ein Bär – total kaputt

Lothar Striegel, ein junger dynamischer Macher von 35 Jahren, war von der Sorte, die mit Fässern nach Problemen werfen und Goldstücke zurück erhalten. Als selbstständiger Handwerksbetrieb beschäftigte er zehn Mitarbeiter und es gelang ihm auch in Rezessionszeiten unermüdlich, Aufträge zu akquirieren. Eine Frohnatur mit Charme, Witz und Tüchtigkeit, bis zu dem Zeitpunkt, als ihn erstmals der Kopfschmerz befiel. Erst nur minutenweise, später wachte er schon damit auf, als habe man seinen Kopf in einen eisernen Helm gespannt. Kein Arzt konnte ihm helfen. Hinzu kam eine große Schlappheit, dass ihm das Lächeln bei der Kundschaft immer schwerer fiel. Überhaupt: Ohne Mittagsschlaf war an keine Konzentration zu denken. Immer häufiger passierten Fehler. Falschkalkulationen verbreiteten schlechte Stimmung und nagten an seinem guten Ruf. Seine Gereiztheit verprellte Mitarbeiter und Lebensgefährtin.

„Der spinnt" hörte er hinter seinem Rücken. So ging das fünf Jahre. Nach etlichen Arztbesuchen wurde ihm die Borreliose diagnostiziert. Eine Zecke hatte er nie an

sich bemerkt. Rocephin-Infusionen brachten schnell Besserung und der ganze Mensch wandelte sich wieder in den alten zuverlässigen Kumpel, wenn auch mit bleibender Müdigkeit. „Ich fühle mich meistens total kaputt", umschreibt er seinen jetzigen Zustand und ist trotzdem froh und dankbar, dass er wenigstens von den starken Kopfschmerzen erlöst ist. Er hat Mitarbeiter abbauen müssen, weil die Phasen von Schaffenskraft nicht ausreichen, um weiterhin wie ein Bär Aufträge heranzuklotzen. Er weiß nun aber auch, dass er sich selbst aus der Klammer der Lethargie holen und dass er sein Immunsystem stärken muss. Nordic-Walking-Stöcke sind schon gekauft. Und dieses Haustier – der innere Schweinehund – wird auch noch gebändigt.

Handlungsunfähig – ohne Krankheit

Die Krankheit kam über Nacht. Aufgewacht mit 39,8 Grad Fieber: Schwindel, totales Schwächegefühl, Schmerzen in Lymphknoten, Muskeln und Gelenken und eine abnorme Müdigkeit. Helmut Kreis, Mitte 30, saß gerade an seiner Diplomarbeit kurz vor dem zweiten Studienabschluss als Ökologe und fühlte sich todkrank. Die Ambulanz in der nächstgelegenen Einrichtung für „Maximalversorgung" (Uniklinik Ulm) tippte auf Virusinfekt. Auch nach über fünf Monaten diagnostizierte der Kardiologe: abgelaufener Virusinfekt mit verzögerter Erholung oder seelische Probleme.

Beides wurde nie nachgewiesen. Helmut Kreis war „ohne Krankheit" nahezu handlungsunfähig. Die extreme Müdigkeit führte größtenteils zu Bettlägerigkeit. Schleichendes Siechtum bestimmte sein Leben. Die eigene Versorgung mit Nahrung und Medizin (Insulin) kam in Gefahr. Die private Berufsunfähigkeitsversicherung hatte ihn als Diabetiker abgelehnt zu versichern. Was blieb, war lediglich die so genannte Grundsicherung. Zum Leben zu wenig, zum Sterben zu viel.

Er trennte sich von seiner Lebensgefährtin und verkaufte sein Pferd. Abgelaufene Turnschuhe wurden nicht mehr ersetzt. Zur Jahrtausendwende beschloss Kreis, der sich kurz vor seinem Ende wähnte, die verbleibenden Kräfte gezielt zur Aufklärung der mysteriösen Krankheit einzusetzen. Dann ergab die eigene Recherche (er konnte kaum noch lesen) die klinische Diagnose Lyme-Borreliose. Aber kein Arzt wollte dies bestätigen. Erst selbst initiierte Laboruntersuchungen sicherten die Diagnose. Mit den Befunden beim Neurologen wurde er als Hypochonder diffamiert. Nur „unter der Hand" erhielt er von seiner Krankenkasse die Adresse eines kundigen Rheumatologen. Der „Geheimtipp" erwies sich als echter Arzt, der seinem Patienten fachlich auf Augenhöhe begegnete.

Mehrere Therapien brachten Besserung aber keine Wiederherstellung. Trotzdem lernte er in den letzten drei Jahren wieder Fahrrad zu fahren. Er arbeitet intensiv daran, noch mehr Fähigkeiten zurück zu erobern, um dem angepassten Lebensentwurf die Grenzen zu nehmen.

Im Zweifel Gehirntumor

Mareike Haberland, junge Mutter, in sicherer Ehe lebend und in spendabler Betriebs-
krankenkasse versichert, ging mit Taubheitsgefühlen, ständigen Sehnenscheidenent-
zündungen sowie Gelenk- und Nervenschmerzen zur Neurologin. Die beschäftigte die
Schmerzgeplagte mehr als zwei Monate mit allerlei Psychotherapien, tippte dann auf
Rückenschmerzen durch verstopfte Milchgänge und zog, als sie gar nicht weiter kam,
einen Gehirntumor in Erwägung. Da dreht die junge Frau vollends durch. Ein Freund
mit Computertomograph klärte schließlich, dass der Kopf okay sei. Auf die Frage, ob
es wohl eine Borreliose sein könne, rastete die Neurologin aus und weigerte sich, die
Blutuntersuchung zu machen. Wenn sie es als Patientin besser wüsste, dann solle sie
doch zum Hausarzt gehen. Das tat sie und es kam so, wie man sich denken kann.
    Mareike Haberland verlor ihre Beschwerden nach einer Infusionstherapie und be-
lastet sich nun mit der berechtigen Sorge, ob die Therapie rechtzeitig genug einsetzte,
um alle Bakterien zu vernichten.

Glimpflich davon gekommen

Charlotte, heute Anfang 60, war ein sehr gesundes Kind. Das änderte sich schlagartig,
als sie im Alter von zehn Jahren von vier Zecken auf eimal gestochen wurde. Man ent-
deckte sie erst im vollgesogenen Zustand, nahm den Vorfall mit Humor und vergaß ihn,
weil lokale Entzündungserscheinungen ausblieben.
    Monate danach wurde sie von unerträglichen Kopfschmerzattacken heimgesucht.
Schmerzmittel brachten keine Linderung. Der Arzt war ratlos. Die schulischen Leistun-
gen verschlechterten sich. Beim Schulsport bekam sie Herzbeschwerden, so dass sie nur
noch eingeschränkt teilnehmen konnte. Diagnose: Herzmuskelschwäche. Beim kon-
tinuierlichen Gehen stellten sich nach einem Kilometer Muskelkrämpfe und extreme
Müdigkeitszustände ein.
    Zwei Jahre nach dem Zeckenvorfall entwickelte sich am linken Knie eine schwere
Form der Arthritis, die der Arzt eindeutig auf Lyme-Arthritis diagnosizierte und mit
Penicillin erfolgreich behandelte. Für die Autoren fast ein Wunder; denn man schrieb
das Jahr 1953! Charlotte lebte förmlich auf; doch die Kopfschmerzanfälle kamen zu-
rück. Bleierne Müdigkeit lähmte ihre Beine. Und dann kam auch noch eine Neuroder-
mitis in Schüben hinzu.
    Mit Anfang 50 – Charlotte war inzwischen mehrmals von Zecken heimgesucht
worden – stellten sich alle Symptome der Mènièrschen Krankheit ein: sie fühlte sich
hoffnungslos krank. Auch da diagnostizierte ein Internist und Rheumatologe nach
ausführlicher Anamnese: Borreliose. Schon die erste Infusionstherapie mit Antibiotika
war trotz sehr belastender Begleiterscheinungen sehr erfolgreich. Alle Beschwerden ver-

schwanden. Es gab in den folgenden Jahren zwar leichte Rückfälle, die nun – sofort antibiotisch behandelt – in immer größeren Zeitabständen auftreten.

Erst jetzt fiel es ihr wie Schuppen von den Augen, dass ihre kognitiven Funktionen über eine weite Strecke ihres Lebens beeinträchtigt waren. Charlotte fragt sich heute oft, wie viel mehr an Leistungskraft und Lebensqualität sie bei ihren guten genetischen Voraussetzungen „ohne" Borreliose gehabt hätte. Aber Hadern ist nicht ihre Sache. Angesichts vieler Borrelioseschicksale, die ihr in ihrer Selbsthilfegruppe begegnen, glaubt sie noch glimpflich davon gekommen zu sein. Und: Es sei ja noch nicht aller Tage Abend.

Souvenir aus Irland

Anfang der 80er Jahre machte die freiberufliche Grafikerin Elke Sachs Urlaub in Irland. Zeckenplage war zwar bekannt, aber nicht die Folgen von Zeckenstichen. Und so gestaltete sich das tägliche Absuchen an Mann und Tochter fast als Wettbewerb, wer denn die meisten eingefangen hätte. Rückblickend erinnert sich Sachs noch fotografisch an einen roten Ring um das Knie, der nach einigen Tagen wieder verschwand.

Ein halbes Jahr später erwachte sie von unerträglichen Schmerzen im Bein, im Nacken und im Rücken. Sie war unfähig, sich aus eigener Kraft im Bett zu drehen oder aufzustehen. Der Notarzt diagnostizierte Polyarthritis und der Hausarzt hängte sich dran. Sachs landete auf Krücken in einer Rheumaklinik und verließ sie nach sechs Wochen auf Krücken. Mehrere Monate Therapie mit schweren Rheumamitteln brachten keine Linderung, aber eine Behandlung mit Antibiotika, die irrtümlich wegen einer Sommergrippe verordnet war. Sachs fühlte sich wieder kerngesund.

Muskelschmerzen fünf Jahre später diagnostizierte ein namhafter Sportarzt als Thrombose. Sachs musste Hals über Kopf ins Krankenhaus. Lebensgefahr. Doch die Diagnose bestätigte sich nicht. Der Hinweis auf frühere Zeckenstiche stand zwar in allen Befunden, aber … Neuer Versuch: Multiple Sklerose. Fehlanzeige. Myositis? Auch nicht. Psychische Probleme? Nein. Trotzdem: ab zum Psychologen. Zwölf Sitzungen weiter war der Psychologe ratlos, weil sich die Beschwerden nicht bessern wollten. Eine neue Sommergrippe wurde falsch mit Antibiotika behandelt. Und Sachs fühlte sich gesund.

Doch dann schwoll die Schulter an: Schleimbeutelentfernung. Dann Sehnenscheidenentzündung: Beide Arme wurden eingegipst. Kniererguss.

Mehr als zehn Jahre waren vergangen, bis Sachs endlich die richtige Diagnose erhielt: Chronische Borreliose. Mehrfach glaubte sie sich geheilt. An Therapien hat sie so ziemlich alles mitgemacht, was ein neuer Ansatz sein sollte: oral, intravenös, gepulst, unterschiedliche Antibiotika. Heute hat sich Sachs damit arrangiert, dass sie ein- bis zweimal im Jahr Tabletten schlucken muss. Freunde und Bekannte wissen schon, wann

*das ist: Immer wenn Sachs mit steifem Genick herum läuft, als habe sie einen Kleiderbü-
gel verschluckt. Kürzlich wollte sie ein Vertretungsarzt deshalb tatsächlich wieder zum
Psychiater schicken. Sachs: „Mein Hausarzt kann froh sein, dass er tot ist, ich würde
ihm jeden Tag eine Ohrfeige verabreichen."*

Ameisennest im Kopf

*Luise Meißner ist ein Wrack. Noch vor vier Jahren war sie der Gute Geist im Hand-
werksbetrieb ihres Mannes, sportlich aktiv und fit. Unermüdlich managte sie die kauf-
männischen Geschicke und flitzte mit ihrem Auto durch die Gegend. Heute ist sie froh,
wenn sie die Treppe im Haus schafft, das sie seit drei Jahren nicht verlassen konnte,
wegen Schwindelattacken und der Angst, zu stürzen.*

*Ihre anfänglichen Gelenkschmerzen schob der Arzt auf einen Leberparasiten, den
er nicht serologisch, sondern mit „einem Apparat" entdeckt haben wollte. Und er hatte
auch gleich das richtige Wundermittel parat: ein Antibiotikum aus der Schweiz. Tatsächlich ging es Luise Meißner sofort besser und sie verbrachte einen wunderbaren
Urlaub mit Spaziergängen. Als die Beschwerden zurückkamen, wirkte das Mittel nicht
mehr.*

*Zum hinzukommenden Kribbeln in den Beinen meinte ein Neurologe, der Parasit
sei wohl der Verursacher ihrer Probleme und avisierte ihr, dass sie an der Bauchschlag-
ader operiert werden müsse. Hohe Dosen Kortison sollten den Rollstuhl verhindern.
Da war Luise Meißner schon vor dem Bett zusammen gebrochen. Nachts peinigten sie
schnellende Finger.*

*2004 kam der Arzt auf die Idee, eine Borrelienserologie machen zu lassen. Von dem
Ergebnis des LTT unterrichtete er sie erst nach drei Monaten. Borreliose. Endlich be-
gann eine orale antibiotische Therapie, doch die Beschwerden wurden trotz mehrfacher
Wiederholung nicht besser.*

*Ein Neurologe zeigte ihr den Vogel von wegen Borreliose. Sie sei psychisch krank.
Wieder ein anderer attestierte ihr, dass sie nicht psychisch- sondern zuckerkrank sei.
Der nächste Arzt wies ihr, als sie drei positive LTT vorzeigte, die Tür.*

*Inzwischen hatte sie es schriftlich: Ko-Infektion Borreliose-Ehrlichiose. Erst jetzt
erhielt sie Rocephin-Infusionen und spürte endlich Besserung. Luise Meißner griff nach
jedem Strohhalm, der sich bot. Nach den ersten acht Sauerstoff-Druckkammer-Fahrten
ging es rasant aufwärts; doch dann kam der Schwindel zurück und Wasser lagerte sich
in ihr Gewebe. Extreme Zahnschmerzen trieben sie zum Zahnarzt, der nahm die Kro-
nen ab und fand Schimmelpilze im Zahn und im ganzen Körper.*

*Bei Redaktionsschluss machte sie sich auf in eine Reha-Klinik: Entgiftung. Luise
Meißner hat keine Geldsorgen. Mann und Kinder stehen fest hinter ihr. Und vielleicht
geht alles gut aus.*

Und dann noch ausgerechnet ein Arzt

Dr. Gerald Flechtner kann es noch immer nicht fassen. Er als Internist und Infektiologe, fast leidenschaftlich mit Zeckeninfektionen und auch mit Borreliose beschäftigt, hat seine Gesundheit durch Vertrauen auf mehrere Berufskollegen dermaßen ruiniert, dass er sein Dasein als „nicht mehr lebenswert" bezeichnet.

Zwei Borreliosen jeweils mit klassischem Erythema migrans (Wanderröte) – zum Vorzeigen vor Medizinstudenten verzögert antherapiert – überstand er einwandfrei mit rechtzeitiger Antibiose. Bei der dritten irritierte das Erythem durch die eher ins Bläuliche schimmernde Farbe. Flechtner tippte erst auf Embolie, dann auf Stoßverletzung. Erst als sich nach etwa acht Monaten seine Haut an Unterarmen, Schenkeln und Füßen papierartig verdünnte, dachte er erstmals an Acrodermatitis chronica atrophicans (ACA), eine großflächige Hautentzündung. Und damit begann das Drama.

Die nun vom Hausarzt angepeilte Serologie in einem Referenzlabor ging angeblich zweimal verloren. Die dritte Probe lieferte er persönlich ab und erhielt erst nach mehreren Wochen den Befund: Borreliose und hohe Titer. Der befreundete Dermatologe, der von der ACA-Haut eine Biopsie entnehmen sollte, um eine Kultur ansetzen zu können, verspottete ihn erst, machte sie aber dann doch. Flechtner, dessen Stimmung zunehmend depressiven Charakter annahm, begab sich in eine psychiatrische Klinik. Dort erreichte ihn der Biopsiebefund: positiv. Ein Jahr und sieben Monate nach dem dritten Erythem erhielt er seine ersten Rocephin-Infusionen. Sein Zustand besserte sich schnell. Er war körperlich und mental „gut drauf", um einen sportlichen Urlaub verleben zu können. Für einen Monat. Dann verschlechterte sich sein Zustand abrupt. Schmerzen an Gelenken, Muskeln, Vergesslichkeit, Wortfindungsstörungen und panikartige Stimmung ergriffen ihn. Sein Blutdruck, bisher immer zu niedrig, erreichte astronomische Höhe.

Dann begann seine Ärzteodyssee: sechs mal MRT am Schädel wegen Tumorverdacht, Verdacht auf Tumor an der Nebenniere. Sämtliche Muskelspezialisten klapperte er ab. Sie nahmen ihn, den Kollegen, nicht ernst. In diese Not hinein passierte dann die vierte Borreliose, wieder mit klassischem Erythem und so groß wie zwei Handflächen. Wieder belächelte ihn der Dermatologe (übrigens ein namhafter Wissenschaftler und der Redaktion bekannt), das könne nie eine Borreliose sein. Diesmal ließ sich Flechtner nicht einlullen. Er initiierte eine Biopsie bei einem anderen Dermatologen und ließ die Kultur ausbrüten, länger als die üblichen sechs Wochen. Nach zehn Wochen zeigte sich der Keim. Eine Entschuldigung hat Flechtner nie erhalten.

Heute sagt er: „Wenn das mir schon passiert, was müssen dann erst Patienten unter der Ignoranz der Ärzte leiden!" Leider scheut er sich, die Irrtümer der Kollegen öffentlich zu machen. Denn gerade die gehören zu den größten Verharmlosern der Borreliose. Da ist wieder dieses patientenfeindliche Versprechen, das Ärzte abzugeben haben: … dass sie keinen Kollegen in die Pfanne hauen, egal welche Fehler sie an ihm entdeckt haben.

Selbsthilfegruppen und was sie leisten können

Selbsthilfegruppen machen ärztliche Hilfe nicht überflüssig, sondern versuchen, Defizite des organisierten Sozial- und Gesundheitswesens zu mildern. In Deutschland gibt es rund 100 Borreliose-Selbsthilfegruppen von unterschiedlicher Ausprägung. Idealerweise gibt es feste Gruppentreffen, die dann auch von den regionalen Krankenkassen auf Antrag finanziell gefördert werden. Es gibt aber auch Selbsthilfeberatungen (Kontakter) ohne Gruppentreffen, wo man sich telefonisch Ratschläge einholen kann. Die meisten dieser Selbsthilfegruppen sind eingebunden im Borreliose Bund Deutschland e. V. als Bundesverband der Borreliose-Selbsthilfe.

Gerade in den letzten Jahren kam es zu vielen Neugründungen, weshalb jede Adress-Liste nur eine Momentaufnahme sein kann. Deshalb empfehlen wir bei der Suche nach der nächsten Borreliose-Selbsthilfegruppe die Nachfrage beim Borreliose Bund Deutschland (BBD). Er hält die Liste der Beratungsgruppen auf seiner Homepage aktuell. Jährlich einmal druckt er die aktuellen Adressen im Borreliose Magazin ab. Zudem gibt es Beratungsstellen, die sich weder in schriftlichen Verzeichnissen noch im Internet eintragen lassen wollen, weil sie die Endlichkeit ihrer physischen Kapazität kennen. Schließlich handelt es sich bei Borreliose-Selbsthilfegruppen zu 99 Prozent um Selbstbetroffene, und zwar um ehrenamtlich arbeitende Selbstbetroffene. Ein Prozent werden von Angehörigen Borreliosekranker erbracht.

Auf alle Fälle darf man hinter jeder Telefonnummer einer Selbsthilfegruppe einen Menschen erwarten, der seine Freizeit, sein Leben uneigennützig in den Dienst der Borrelioseaufklärung stellt und dazu meist noch eigenes Geld zubuttert. Denken Sie daran: Selbsthilfe braucht auch selbst Hilfe.

Borreliose Bund Deutschland e. V.
Große Straße 205
21075 Hamburg
Telefon 040/790 57 88
Beratung: Montag bis Donnerstag von 10 bis 12.30 Uhr
Fax 040/792 42 49
E-Mail: info@borreliose-bund.de
Internet: www.borreliose-bund.de

Das Borreliose-Forum

Ende 2006 waren bereits mehr als 6000 Besucher registriert, die den Dialog und Austausch mit Betroffenen im moderierten Internet-Forum suchten. Die Hauptanliegen der User (Benutzer) drehen sich um Symptome, Diagnosen und Therapien, Erklärungnot bei Befunden und die Suche nach Ärzten, die sich mit Borreliose auskennen. Viele treffen sich täglich im Forum, chatten, diskutieren, werfen sich gedanklich Bälle zu und beantworten Neuinfizierten geduldig Fragen, auch wenn sie schon x-mal gestellt wurden. Hilfreich ist eine Rubrik, in der Rundfunk- und Fernsehsendungen sowie Artikel und Reportagen in Printmedien zum Thema Borreliose angekündigt werden.

www.borrelioseforum.de

Checkliste: Wie gründe ich eine Selbsthilfegruppe

1. Gleichgesinnte suchen

» Öffentlichkeitsarbeit (Briefe, Anrufe bei Zeitungen, lokalen Radiosendern, Absicht mitteilen).

» Presseverteiler aufbauen (Adressen von Redaktionen sammeln/Impressum/ persönliche Kontakte).

» Internet (im Borrelioseforum ankündigen und um Kontaktaufnahme bitten)

» Aushang (Ärzte, Apotheken, Physiotherapeuten).

» Aufklärungsveranstaltung als Auftakt (mit/ohne Arzt, kompetente Laien, Borreliose Bund Deutschland fragen).

» Teilnehmerliste erstellen und fortführen.

2. Verbündete suchen wie

» Borreliose Bund Deutschland, andere Selbsthilfegruppen,

» Krankenkassen,

» Gesundheitsamt,

» Politiker,

» Apotheker,

» Physiotherapeuten,

» Selbsthilfe-Kontaktstellen,

» Pfarrer,

» Vereine, die mit Zecken in Berührung kommen.

3. Sponsoren/Spender suchen für

» Geld,

» kostenloses Bankkonto,
» Raum zum Treffen,
» Kopien,
» Telefon/Porto.

4. Ausstattung
» Anrufbeantworter mit individuellen Beratungszeiten besprechen.
» Soweit vorhanden eigene Beratungs-E-Mail-Adresse einrichten.
» Kommunikationstechnik muss kein Computer sein, sondern auch eine Schreibmaschine oder der Kugelschreiber.
» Stempel als Adressersatz für Etiketten und Briefblätter.
» Infomaterial (selbst gestalten oder von Borreliose Bund Deutschland oder anderen Selbsthilfegruppen übernehmen, abwandeln und auf dem Weg der Projektförderung durch Krankenkassen drucken lassen).
» Spendendose für Treffen/Veranstaltungen einrichten.

5. Ärzteliste aufbauen
» Fundus von bestehenden Selbsthilfegruppen.
» Weiterführen durch Patientenberichte.

6. Gruppentreffen organisieren mit Ziel
» Feste Treffzeiten in festen Räumen (nicht zu Hause, nicht in öffentlichen Gaststätten).
» Stellvertreter/Mitorganisatoren, Team bilden.
» Erlangung von Pauschalförderung durch Krankenkassen.

Es muss nicht immer eine Selbsthilfegruppe entstehen

Die ganze Selbsthilfebewegung begann mit jeweils einer Einzelperson, die aus eigener Betroffenheit oder der des Partners anderen helfen wollte. Innerhalb des Borreliose Bundes Deutschlands gibt es etliche so genannte Kontakter, die Hilfesuchenden zu bestimmten Zeiten telefonisch oder per E-Mail zur Verfügung stehen und ihnen individuell mit Informationen und Tipps weiterhelfen. Man muss auch keine Sorge haben, nicht immer alle Fragen beantworten zu können. Das kann niemand. Die Tatsache, dass selbst bei Wissenschaftlern und Ärzten noch viele Fragen offen sind, begründet die Notwendigkeit und Selbsthilfe für sich und andere. Wer sich dazu berufen fühlt, Menschen in seiner engeren Region mit Rat oder einfach nur Zuhören zu helfen, sollte sich beim Borreliose Bund melden.

Hinweise, die in kein anderes Kapitel passen

Lineare Chromosome

Die ineffektive Bekämpfung der Borrelien durch das Immunsystem könnte daran liegen, dass diese im Gegensatz zu anderen Bakterien statt eines zirkulären ein völlig ungewöhnliches lineares Chromosom besitzen. Dadurch ließe sich die besondere Variabilität der Oberflächenproteine erklären. (Quelle: BIOspektrum 2/02)

Rocephin

Das derzeit wichtigste Antibiotikum zur intravenösen Gabe ist kein Markenartikel mit stabilem Preis, sondern ein Nachahmerprodukt. Seit 2005 verkauft ein süddeutsches Pharmaunternehmen den Wirkstoff unter dem Namen Cefotrix zum – grob gerechnet – halben Preis im Vergleich zu den großen Generikaherstellern. Die sollen allerdings ab 2007 Federn lassen müssen, sprich mit ihren Preisen herunter gehen, war von der Bundesregierung angekündigt. Wie im wirklichen Leben – auch hier lohnt sich ein Preisvergleich, damit der Doktor nicht sagen kann: „Sie sind ein unkalkulierbarer Kostenfaktor."

Zeckenstiche im Winter

Zeckenstiche in der kalten Jahreszeit oder bei Personen, die sich nicht im Freien aufgehalten haben, stammen wahrscheinlich von Hauszecken, auch Taubenzecken. Sie können zwar auch unangenehme Hautreizungen erzeugen, aber weder Borreliose noch FSME. Aber auch im Winter gibt es warme Tage über 10 Grad Celsius, an denen Zecken aktiv werden können. Nicht zu vergessen die Urlaubsziele rund um das Mittelmeer, die Kanaren und Afrika. Auch dort gibt es Zecken, die Borreliose, Rickettsiose und das Krim-Kongo-Fieber übertragen können.

Zeckenstiche im Alter

Zecken machen keine Unterschiede beim Alter ihrer Wirte. Gefundene Häufigkeiten von Zeckeninfektionen bei alten Menschen hängen mit deren Lebenssituation zusammen. Ältere Menschen gehen öfter spazieren, arbeiten im Garten und beschäftigen sich mit Haustieren. Früher ging man häufiger in den Wald, um Beeren, Pilze, Teeblätter, Reisig und Holz zu sammeln. Vermutlich litt oder leidet ein Großteil dieser Bevölkerung an Rheuma ähnlichen Beschwerden, weil der behandelnde Arzt nicht auf die Idee kam, nach Borrelien zu suchen.

Zecken plagen Tiere

Fast alle Tiere, außer Fischen und Meeressäugern, taugen als Wirt für Zecken, auch Vögel und Reptilien. Und doch gehen nicht alle Zecken auf alle Tiere, sondern auf ein jeweils begrenztes Wirtsspektrum.

Auch Tiere können Borreliose erleiden. Sie äußert sich unterschiedlich wie beim Menschen: Müdigkeit, Schlappheit, geschwollene Gelenke. Tier werden ebenfalls antibiotisch therapiert. Erkrankte Tiere übertragen die Borreliose nicht auf den Menschen.

Abgesehen von ihrer Rolle als Krankheitsüberträger können Zecken auch selbst Schäden anrichten. Scharenweiser Befall an Rindern, Schafen, Pferden, Wild kann zu Blutarmut, die Gifte des Zeckenspeichels zu Lähmungen führen. Stichwunden können sich entzünden. Zeckenspeichel beinhaltet außerdem Substanzen, die das Immunsystem des Wirtes schwächen und die Blutgerinnung stoppen.

Falsches Bild in den Medien

Abgesehen davon, dass Medien (Zeitschriften, Tageszeitungen, Fernsehen) Zecken meistens stark vergrößert abbilden und dadurch das Gefühl erzeugen, man müsste die Parasiten gut auf der Haut erkennen, betreiben die meisten durch ihre fehlerhafte Berichterstattung Körperverletzung an ihren Lesern. Häufig lenkt ein gut geschriebener Artikel über Borreliose und FSME durch seine Überschrift „Bürger sollen sich impfen" vom eigentlichen Problem Borreliose ab. Tatsächlich glauben sich viele gegen FSME geimpfte Menschen vor jeglicher Zeckeninfektion geschützt und lesen solche Artikel gar nicht. Genauso häufig wird der FSME-Atlas abgebildet, in dem die FSME-Risikogebiete als „Zeckengebiete" missgedeutet werden.

Verfälschungen in den Medien

Man könnte ein Komplott vermuten, mit welcher Dreistigkeit medienkritische Aussagen über die unzuverlässige Labordiagnostik und die Unkenntnis der Ärzte aus Interviews verbannen.

KV Hessen

2006 verfälschte die Redaktion der Kassenärztlichen Vereinigung Hessen einen angeforderten und schriftlich abgelieferten Text in ihrer Mitgliederzeitschrift „info.doc", indem sie Kritisches über Ärzte unautorisiert eliminierte, banale Dinge hinzufügte und trotzdem unter dem Namen der Verfasserin veröffentlichte.

SWR „Menschen der Woche"

Frank Elstners Reaktionsteam lud die Verfasserin dieses Buches in seine Samstagabend-Show „Menschen der Woche", versprach ebenfalls kritische Darstellungsmöglichkeit der Problematik. Erst mitten in der Sendung begriff sich die Autorin als Staffage für einen Parasitologen, der sein Zeckenabwehrmittel promoten durfte.

HR Maintower

Ebenfalls projektierte ein ARD-Fernsehteam 2006 einen angeblich „kritischen Borreliosebeitrag" für den Hessischen Rundfunk und lieferte als Sendung einen vermischten Beitrag von zwei Minuten und 30 Sekunden über Borreliose und FSME ab. Alle kritischen Sätze über Ärzte und Labortests waren herausgeschnitten. Geblieben waren Banalitäten, dass man Zecken sofort entfernen und sich nach dem Walken die Waden nach Zecken abstreifen solle. Die Hälfte des Minibeitrags bestand aus einem Interview mit der Techniker Krankenkasse zum Thema FSME.

Die Johanniter

Die Mitgliederzeitschrift der Johanniter (Slogan: Aus Liebe zum Leben) besänftigte seine 1,4 Millionen Mitglieder 2006: „In Deutschland besteht vor allem in Baden-Württemberg, Bayern, Hessen sowie Thüringen und Rheinland-Pfalz die Gefahr, von einer Zecke gebissen zu werden". Dass dies lediglich die FSME-Gebiete sind, war ihnen nicht nahe zu bringen. Eine Berichtigung wurde abgelehnt.

Das Deutsche Grüne Kreuz

Der gemeinnützige Verein streute 2006 einen Artikel über Borreliose und FSME und zitierte dabei den Borreliose Bund, als habe der eine Empfehlung für ein bestimmtes Zeckenentfernungsprodukt aus der Apotheke abgegeben. Tatsächlich fand nie ein Interview statt.

Verschluckte Zecken

Das ist absolut tödlich – und zwar für die Zecke.

Hilft die Politik?

Immer wieder hören wir von Patienten und Patientinnen, die in ihrer Verzweiflung an Gesundheitsminister, Ministerpräsidenten, ja sogar an den jeweiligen Bundespräsidenten und KanzlerIn schrieben, um auf die Missstände der Diagnostik und Therapie hinzuweisen. Alle diese Versuche endeten mit freundlichen Hinweisen auf das Robert-Koch-Institut (RKI) oder das Nationale Referenzzentrum (NRZ) Borrelien, bei Redaktionsschluss noch in München, sowie auf die Bundeszentrale für gesundheitliche Aufklärung (BfgA). Dies sind die politischen Feigenblätter, damit reicht die Bundesregierung die gesundheitliche Verantwortung für ihre Bürger bislang an diese Institutionen weiter, auf deren Hilfe Borreliosekranke bisher dennoch nicht hoffen durften. Die BfgA bedauert, dass ihre Prioritäten auf AIDS lägen. Das NRZ verbreitet die Mär von der Internet-Borreliose. Und das RKI gibt Hilfesuchenden die Telefonnummer des Borreliose Bund Deutschland. Mehr Erfolg zeigt sich auf Landesebene.

Niedersachsen

Durch jahrelange Appelle und Hartnäckigkeit erreichten einige niedersächsische Selbsthilfegruppen 2005 eine Anhörung im Landtag und einen durch alle Fraktionen einstimmig gefassten Beschluss, sich um Bekämpfung, Behandlung, Forschung und Prävention der Borreliose kümmern zu wollen.

Sachsen

Eine in 2005 durch den Borreliose Bund Deutschland herbeigeführte und durch die CDU Sachsen organisierte Anhörung im Landtag Dresden führte im April 2006 zur Gründung einer Arbeitsgruppe „Borreliose" (existiert auch in Brandenburg) innerhalb der Landesärztekammer unter Einbeziehung einer Borreliosepatientin. Diese durch die damalige Sozialministerin Helma Orosz initiierte Gruppe nahm gleich bei der ersten Zusammenkunft folgende Aspekte ins Visier:
» Erstellung von Leitlinien zur Therapie in allen Stadien der Borreliose,
» Durchsetzung von Qualitätsstandards in der Diagnostik,
» Anregung von Therapiestudien (Forschung),
» Sicherstellung, Finanzierung der erforderlichen Therapien,
» Verstärkte Fortbildung der Ärzte durch die Sächsische Landesärztekammer,
» Einrichtung von Spezialpraxen.

Rheinland-Pfalz

Die derzeitige Sozialministerin Malu Dreyer reagierte auf einem zufälligen Zusammen-treffen mit der Autorin im November 2005 postwendend mit Interesse und Einschal-tung der Landeszentrale für Gesundheitsförderung. Binnen drei Monaten entstand eine Aufklärungsbroschüre über Zecken und Zeckenerkrankungen und Textbeiträge für das Gesundheitstelefon 061 31/20 69 30 – bei dem sich Anrufer über Telefonansagen Wis-senswertes für die Gesundheit einholen können. Das Thema Borreliose ist damit noch nicht gegessen. Soviel bis Redaktionsschluss.

Hessen

Trotz regen verbalen Interesses im Sozialministerium war bis Redaktionsschluss nur zu erreichen, dass zwei Berichte über Borreliose in einem Medium für Kindergärten lanciert wurden und eine Pressemitteilung vor Herausgabe an die Presse vom Borreliose Bund Deutschland Korrektur gelesen werden durfte.

Literatur

Binnewies Günther, „Borreliose A-Z für Betroffene und Ärzte", Verlag Borreliose Selbsthilfe Verein Heidenheim/Brenz e. V., 3. Auflage 2003, Bezug: guebin@t-online.de

Blitterdorff von Rainer, Dr. med. Facharzt für Innere Medizin/Endokrinologie, Heidelberg. „Besonderheiten der Behandlung der chronischen Borreliose mit Hinweisen auf eine zusätzliche Ehrlichiose.", 2006.

Borreliose Bund Deutschland e. V., „Manifest Nr. 1 gegen psychosomatische Verharmlosung der (Neuro-)Borreliose", 2006.

Borreliose Magazine des Borreliose Bund Deutschland e. V.; Nr. 6 „Therapie", Nr. 11 „Leben mit Borreliose", Nr. 12 „Nachgefragt", Nr. 13 „Schicksale, Prognosen, Perspektiven", Nr. 14. „Phasengerechte Therapie", Nr. 15. „Diagnostik", info@borreliosebund.de

Burrascano Joseph J. Dr. med., East Hampton, NY. 15. Ausgabe „Fortschritte im Verständnis der Lyme-Krankheit", 2005, Übersetzung von Regina Erbel-Zappe. Bezug: info@borreliosebund.de

Donta Sam T. Dr. med., Boston, MA. „Spät- und chronische Lyme-Borreliose", Med Clin North, März 2002

Eiffert Helmut Prof. Dr. med. Dr. rer. nat., Universität Göttingen. „Lyme-Borreliose – Erreger, Diagnostik und Prävention". 2006.

Fingerle Volker Dr. med./ Wilske Bettina Prof. Dr. med, Nationales Referenzzentrum Borrelien, München, „Epidemiologische Aspekte zeckenübertragener Erkrankungen in Bayern: Lyme-Borreliose", 2005.

Fischer Ute, Siegmund Bernhard, „Borreliose-Jahrbuch", Verlag BOD Norderstedt. Erscheint jährlich ab 2006.

Hartmann Fred. Prof. Dr. med., Dres. Müller-Marienburg, Hopf-Seidel, Ansbach. „Über die Colestyramintherapie der chronischen Borreliose", Medizin 2000.

Hartmann Fred. Prof. Dr. med., Müller-Marienburg Hatto, Ansbach, „Modell einer Kausalkette der chronischen Entzündung einer Borreliose", www.borrelioseweb.de, 2006.

Hecker/Liebchen „Akut-Taping – sanft gegen den Schmerz", Haug-Verlag Stuttgart, 2006.

Horst H. Dr. med., „Zeckenborreliose Lyme-Krankheit bei Mensch und Tier", Spitta Verlag Balingen, 4. Auflage 2003.

Huppertz H.-I. Prof. Dr. med., Prof.-Hess-Kinderklinik Bremen, Krause A. Prof. Dr. med., Immanuel-Krankenhaus Berlin. „Lyme-Borreliose", Internist 2003.

Huppertz H.-I. Prof. Dr. med., Prof.-Hess-Kinderklinik Bremen, „Lyme-Arthritis", Monatsschrift Kinderheilkunde 2003.

Hunfeld Klaus-Peter PD Dr. med., Dres. Sabljic, Norris, Kraiczy, Strle, Frankfurt, Ljubljana, Baltimore. „In Vitro Susceptibility Testing of Borrelia burgdorferi Sensu Lato Isolates Cultured from Patients with Erythema Migrans before and after Antimicrobial Chemotherapy". Antimicrobial Agents and Chemotherapy, April 2005.

Kaiser Reinhard Prof. Dr. med., Neurologische Klinik Pforzheim, „Verlauf der akuten und chronischen Neuroborreliose nach Behandlung mit Ceftriaxon", Nervenarzt 2004.

Köhler Bodo Dr. med., „Grundlagen des Lebens", Verlag Videel OHG Niebüll, 2. Auglage 2001.

Köster Walter Prof. Dr. med., „Spiegelungen zwischen Körper und Seele", Haug Verlag Stuttgart, 3. Auflage 2006.

Kreis Hans,"Wie Wunden heilen", Verlag Knaur MensSana München, 2004.

Laser Thomas Dr. med., „Mach dich locker", Trias Verlag Stuttart, 2005.

Lyme Borreliosis and other Tick-Borne Diseases, Books of Abstracts, 10. Internationaler Kongress Wien, 2005. www.iclb2005.com.

Nau Roland, Prof. Dr. med., Uniklinik Göttingen, „Symptomatik und Therapie chronischer Verlaufsformen einer Borrelieninfektion". 2006.

Peters Ralph, „Zecken und Zeckenerkrankungen – Verstehen und Vorbeugen", Borreliose Bund Deutschland e. V., 2006. Bezug: info@borreliosebund.de

Reining Robert Dr. med., Schweiger Anita Dr. rer.nat., „Endlich weniger Schmerzen", Trias Verlag Stuttgart, 2006

Reisinger Emil, Prof. Dr. med., Universität Rostock „Durch Zecken übertragene Erkrankungen", MTA Dialog 2005.

Ricca Alessandra, „Lieber Gott ich schreibe dir", Eigenverlag E-Mail: alessandraricca@freesurf.ch, 2005.

Satz Norbert Dr. med., Zürich, „Klinik der Lyme-Borreliose", Verlag Hans Huber, Bern, 2. Auflage 2002.

Schardt Friedrich W. Prof. Dr. med., Uniklinik Würzburg. „Wirksamkeit von Fluconazol bei Patienten mit Neuroborreliose", European Journal of Medical Research, 2004.

Servan-Schreiber D,. „Die neue Medizin der Emotionen", Verlag Anja Kunstmann München, 2004.

Springer Lexikon Medizin, Springer Verlag Heidelberg, 2004.

Steere Allen C. Dr. med., Tufts University School of Medicine and Immunologie, Boston, MA, New England Journal Medicin, 2001.

Wiesenauer Markus, Dr. med., Boes Annette, „Homöopathie für die ganze Familie", Hirzel Verlag Stuttgart, 7. Auflage 2005.

Internet-Quellen

www.aok.de	(Medikamente im Test/für AOK-Mitglieder kostenlos)
www.borreliose-bund.de	(370 geprüfte Links)
www.borreliose.ch	(Schweizer Selbsthilfe)
www.borrelioseforum.de	(moderierter Erfahrungsaustausch, über 900 Krankengeschichten, über 6000 registrierte Besucher)
www.borreliosemagazin.de	(Online-Magazin-Sammlung, Newsletter)
www.borreliose-ulm.de.vu	(große Linksammlung, SHG Ulm)
www.dieterhassler.de	(Borrelioseexperte)
www.ilads.org	(Homepage internationaler Ärzte)
www.laborlexikon.de	(größtes deutsches Labormedizin-Portal)
www.lymenet.de	(umfangreiche private Homepage)
www.lymenet.com	(größtes US-Forum)
www.lymetimes.org	(amerikanische Borreliose-News)
www.lymevereniging.nl	(niederländische Selbsthilfe)
www.med4you.at	(gute Infos zu Laborbefunden)
www.mvp.uni-muenchen.de	(Nationales Referenzzentrum)
www.neuroborreliose.net	(Prof. Schardt und Fluconazol-Therapie)
www.ooenet.at	(Österreichische Selbsthilfe)
www.rki.de	(Robert Koch-Institut)
www.zecken.de	(FSME + Borreliose)
www.zeckenschule.de	(kindgerechte Aufklärung)

Glossar

Abdomen	Unterleib
Aberration	fehlerhafte Veränderung
-algie (Nachsilbe)	-schmerz
Anamnese	Krankenvorgeschichte
ambulant	ohne Krankenhausaufenthalt
Anästhesie	Unempfindlichkeit gegen Schmerz, Betäubung; Narkose
Analgetika	schmerzlindernde Mittel
Antidepressiva	depressionshemmende Mittel
Antigen	Substanz, die vom lebenden Körper als fremd erkannt wird
Antikörper	Antwort des Immunsystems auf Eindringlinge. Antikörper binden fremde und körpereigene Stoffe und machen sie unschädlich.
Antimykotika	Wirkstoffe, die das Wachstum von Pilzen behindern
Antiphlogistika	Stoffe mit entzündungshemmender Wirkung
Aphasie	Sprachstörung
Arthralgie	Gelenkschmerzen
Arthritiden	Entzündungen an mehreren Gelenken
Atrophie	Gewebeschwund
Autoimmunreaktion	Immunabwehr gegen den eigenen Körper
bakterizid	Bakterien abtötend
bakteriostatisch	Bakterienwachstum hemmend
Bannwarth-Syndrom	komplexer Entzündungsprozess des Gehirns
Biopsie	Entnahme von Gewebe zur mikroskopischen Untersuchung
Blebs	runde Zysten aus Bb-Eiweißen mit Bb-DNA
Blutbild	Blut besteht aus roten (Erythrozyten) und weißen (Leukozyten) Blutkörperchen sowie Blutplättchen (Thrombozyten). Im kleinen Blutbild wird analysiert, wie viele Zellen sich in einem Blutstropfen befinden und wie es um den roten Blutstoff (Hämoglobin) bestellt ist. Beim Großen Blutbild werden die Zellen nach Gattung, Form und Größe aufgegliedert und wie sie reagieren, wenn sie mit einer Farblösung in Kontakt kommen.
Blutspiegel	Konzentration von Medikamenten im Blut
Borrelien	Gattung großer beweglicher, schraubenförmiger Bakterien der Familie Spirochäten
Bursa	Schleimbeutel
Bursitis	Schleimbeutelentzündung
Candida	Hefepilze
CD-57	natürliche Killer-Zellen
chronisch	langsam verlaufend, sich entwickelnd, anhaltend
Colitis	Dickdarmentzündung
Collagen	Grund- und Stützsubstanz des Bindegewebes
Daktylitis	Entzündungen an Fingern und Zehen
Differentialdiagnostik	Diagnostik zur Abgrenzung und Identifizierung klinisch ähnlicher Krankheiten
DNA	Träger der genetischen Information in den Chromosomen
Dysästhesie	Sensibilitätsstörung, bei der Reize qualitativ anders, ungewohnt und meist unangenehm erlebt werden

EBM	einheitlicher Bewertungsmaßstab (Katalog der Leistungen, die die gesetzliche Krankenkasse bezahlt)
EbM	evidenzbasierte Medizin (Entscheidungsfindung des Arztes unter Einbeziehung von Leitlinien, Studien, Experten- und Patientenmeinungen)
Ekzem	Hautveränderung verschiedener Ausprägung
Endokarditis	Entzündung der Herzinnenhaut
Enteritis	Darmentzündung
Enzephalitis	Entzündung des Gehirns
Enzephalopathie	Sammelbezeichnung für nicht entzündliche Erkrankungen und Schädigungen des Gehirns
Enzyme	Eiweißstoffe im menschlichen Körper, die den Stoffwechsel unterstützen
Epidemiologie	geografische Verteilung der Häufigkeit von Krankheiten, ihren Ursachen, Risikofaktoren und den sozialen und volkswirtschaftlichen Folgen
Epidermis	Oberhaut
Epstein-Barr-Virus	Unterart der Herpes-Viren
Ergotherapie	Beschäftigungstherapie zur Behandlung von Störungen der Bewegungsabläufe (Motorik), der Sinnesorgane und der geistigen und psychischen Fähigkeiten
Erythem	Hautrötung
Erythema migrans	Wanderröte
Erreger-Persistenz	Weiterleben des Erregers
Erythrozyten	rote Blutkörperchen; Normalwerte im Blut sind bei Frauen 4,20 bis 5,40 Millionen, bei Männern 4,60 bis 6,20 Millionen, bei Kindern 4,20 bis 5,40 Millionen, jeweils pro Mikroliter.
Fazialisparese	Gesichtslähmung
Fibromyalgie	Form von Weichteilrheumatismus mit Schmerzen an Muskeln, Bändern oder collagenen Fasern
FMS	Abkürzung für Fibromyalgie-Syndrom
fokal	von einem Herd ausgehend
FSME	Frühsommer-Meningoenzephalitis
generalisiert	über den ganzen Körper verbreitet
Hemiparese	Halbseitenlähmung zum Beispiel nach Schlaganfall
Hepatitis	Leberentzündung
Herzblock	Störung des Systems, dass den Herzrhythmus steuert
Horner-Syndrom	Pupillen-Lähmung
Hypothyreose	Schilddrüsenunterfunktion
hyper-	mehr als normal
IgA	Immunglobuline der Klasse A; wichtige Antikörper zum Schutz der Schleimhäute
IgM	Immunglobuline der Klasse M; sogenannte Makroglobuline erste Immunantwort (Antikörper) auf Kontakt mit Bakterien oder anderen Antigenen
IgG	Immunglobuline der Klasse G; sogenannte Gammaglobuline. Zweite Immunantwort (Antikörper) nach Bildung der IgM dieser Wert dokumentiert die Hauptmenge der Antikörper im Blut
Immunsuppression	Unterdrückung oder Abschwächung der Immunantwort
Infusion	Einführung von Flüssigkeiten in die Blutbahn

Injektion	Einführung von Flüssigkeiten mit Hilfe einer Spritze
interstitiell	im Zwischengewebe liegend
Insuffizienz	ungenügende Leistung eines Organs
intravenös	Einführung von Flüssigkeiten in die Vene
Ischämie	Minderdurchblutung durch Arterienverschluss oder -verengung
in vitro	im Reagenzglas
in vivo	im lebenden Körper
-itis (Nachsilbe)	Entzündung
Klinik	Symptome, Verlauf einer Krankheit
Klonus	Stottern, Wiederholung von Lauten, Silben, Wörtern als Störung des Redeflusses
Ko-Infektion	gleichzeitige Infektion mit unterschiedlichen Erregern
kranial	den Schädel betreffend
Kreuzreaktion	Reaktion mit einem ähnlichen Antigen, wie dem gesuchten
Läsion	Schädigung, Verletzung, Störung
Latenzzeit	Phase bis zum ersten Symptom
Leptospiraceae	Gattung gewundener Schraubenbakterien
Leukozyten	weiße Blutkörperchen; normal im Urin sind 10 bis 20 Leukozyten pro Mikroliter; im Blut bei Erwachsenen 4000 bis 10 000 pro Mikroliter, Kinder 5000 bis 14 500
Liquor	Nervenwasser, das zu diagnostischen Zwecken aus dem Rückenmark entnommen wird
Lyme-Encephalopathie	Borreliose-Symptome, die nach Ausheilen der akuten Infektion zurückbleiben
lymphatisch	mit Lymphe und Lymphknoten zusammenhängend
Lymphe	hellgelbe Flüssigkeit bestehend aus Lymphplasma und Lymphkörperchen; sie entsteht durch Austritt von Blutplasma aus den Blutkapillaren ins Gewebe und wird durch die Lymphgefäße und Lymphknoten wieder dem Blutkreislauf zugeführt
Lymphom	Lymphknotenschwellung, Lymphknotentumor
Lymphozyten	Unterart der weißen Blutkörperchen, die bei der Abwehr von Krankheiten und Fremdstoffen mitwirken
Lymphozytom	Ansammlung weißer Blutkörperchen
manifestieren	sich offenbaren, erkennbar werden
Menopause	Wechseljahre
Meningitis	Hirnhaut-Entzündung
Meningoenzephalitis	Entzündung der Hirnhäute und des Gehirns
metabolisch	den Stoffwechsel betreffend
Monarthritis	Entzündung eines Gelenkes
Morbidität	Krankheitshäufigkeit
Mortalität	Sterblichkeit
Myalgie	Muskelschmerz
Myelitis	Entzündung des Rückenmarks
Myokardinsuffizienz	ungenügende Herzleistung, Herzschwäche
Myositis	Entzündung der Muskulatur
Neuralgie	Nervenschmerzen
Neuroleptika	angstlösende, beruhigende Medikamente
Neuropathie	Nervenleiden
Neuritis	Entzündung der Nerven

Nosode	ein aus Körperflüssigkeiten, Eiter, Sputum oder erkrankten Organen hergestelltes Arzneimittel, das im Sinne einer Gleiches-für-Gleiches-Impfung heilen soll; auch als Diagnostikum einsetzbar
Noxen	Schadstoffe
Ödem	Flüssigkeitsansammlung in Haut und Gewebe
operant	nicht reizgebunden
oral	über den Mund
Palpitation	Herzklopfen
Papel	Bläschen, über dem Hautniveau liegendes Knötchen
Paraparese	Lähmung beider Beine
parenteral	unter Umgehung des Magen-Darm-Traktes
Parese	unvollständige Lähmung eines Muskels
Paralyse	vollständige Lähmung eines Muskels
passager	vorübergehend
Pathogen	Mikroorganismen, die krankhafte Zustände erzeugen
PCR	Polymerase-Kettenreaktion
Pericard	Herzbeutel
Pericarditis	Herzbeutel-Entzündung
Persister	Rest-Erreger
persistierend	anhaltend, dauernd
Photophobie	Lichtempfindlichkeit
physisch	körperlich
Pleozytose	erhöhte Zellzahl im Liquor
Pneumonie	Entzündung des Lungengewebes
Polyneuritis	Entzündliche Nervenerkrankung
Positronen	Antiteilchen der Elektronen
Positronenemissionstomographie	Schichtaufnahmeverfahren unter Einsatz von Positronenstrahlen
post mortem	nach dem Tod
Prophylaxe	Vorbeugung
Pruritus	Juckreiz
Pschyrembel	Medizinisches Wörterbuch, mit dem Mediziner und Gerichte arbeiten
psychisch	seelisch
Radikulitis	Entzündung der Nervenwurzel
Raynaud-Syndrom	Durchblutungsstörungen an Händen und Füßen
Rehabilitation	Maßnahmen zur Wiederherstellung, Wiedereingliederung, Wiederbefähigung
Repellenzien	Zecken abweisende Mittel
Resektion	Entfernung von krankem Gewebe
retrobulbär	hinter dem Augapfel
reversibel	Umkehrbar, heilbar, zurückbildend
Rezidiv	Rückfall, Wiederauftreten von Beschwerden
Rheumafaktor	Autoantikörper im Blut. Bei fünf Prozent der gesunden Bevölkerung unter 50 Jahren positiv
Rickettsia	Gattung unbeweglicher Stäbchen- oder Kugelbakterien
sensu stricto	im engeren Sinn
sensu lato	im weiteren Sinn
seronegativ	keine Antikörper im Blut
seropositiv	Antikörper im Blut

Serum	ein Teil des Bluts, das nach der Blutgerinnung noch flüssig ist
Spirochäten	Sammelbezeichnung für schlanke, spiralförmige Bakterien der Familie Leptospiraceae
spontan	nicht durch äußere Einflüsse herbeigeführt
Sputum	Auswurf
Spondylitis	Wirbelentzündung
Steroide	organische Verbindungen mit bestimmter chemischer Ringstruktur; Beispiele: Geschlechtshormone, aber auch Cortison und Arzneistoffe mit cortisonartiger Wirkung
streuen	Borrelien treten von Haut- in den Blutkreislauf über
Synovia	Gelenkflüssigkeit
systemisch	ein einzelnes Organ betreffend
Titer	Maß für Menge und Konzentration von Antikörpern
TOA-frei	frei von tetrazyklischen Oxindolalkaloiden (stickstoffhaltige Naturstoffe)
Trauma	Wunde, Verletzung
Toxizität	Giftigkeit
Uveitis	Entzündung der Uvea (traubenförmiges Gebilde auf der mittleren Augenhaut)
Vakzine	Impfserum mit lebenden oder inaktivierten Erregern; die Vorsilbe „Vakzi" (Kuh) erinnert an die ursprüngliche Bezeichnung der Kuhpockenimpfung
Venenthrombose	ein Blutgerinnsel verstopft die Vene
Viren	Krankheitserreger, die sich außerhalb des Körpers nicht vermehren können
Wirt	Begriff für ein Lebewesen, das zur Nahrungsaufnahme benutzt wird; Tier und Mensch sind Wirte für Zecken und andere Parasiten
Zytokin	Protein, das die Intensität und Dauer der Immunabwehr regelt

Stichwortverzeichnis

(18,- €)

Geschädigt 12,60 €   ♀